DIE
FUNKTIONSPRÜFUNG DES AUGES

UND IHRE VERWERTUNG
FÜR DIE ALLGEMEINE DIAGNOSTIK.

FÜR STUDIERENDE UND PRAKTISCHE ÄRZTE

VON

DR. OTTO SCHWARZ,

PRIVATDOZENTEN DER AUGENHEILKUNDE AN DER UNIVERSITÄT LEIPZIG.

ERSTER TEIL.

MIT ZAHLREICHEN FIGUREN IM TEXT UND EINER TAFEL.

LEIPZIG,

VERLAG VON VEIT & COMP.

1896.

Druck von Metzger & Wittig in Leipzig.

SEINEM HOCHVEREHRTEN LEHRER

HERRN

PROFESSOR DR. VÖLCKERS,

GEH. MED.-RAT UND DIREKTOR DER UNIVERSITÄTS-AUGENKLINIK
IN KIEL

IN DANKBARKEIT

GEWIDMET

Vorwort.

Die systematischen Lehrbücher der Augenheilkunde besprechen die Funktionsstörungen des Sehorgans naturgemäß bei den einzelnen Erkrankungen, bei denen sie vorkommen, und ersparen sich daher ihre Wiederholung bei der Darstellung der Funktionsprüfungen. Es ist vor allem Aufgabe des praktischen Unterrichts, den Studierenden mit dem diagnostischen Denken vertraut zu machen, ihn daran zu gewöhnen, mit den Störungen, die er bei systematischer Funktionsprüfung auffindet, sogleich die Vorstellung der verschiedenen möglichen Erkrankungen zu verbinden, und aus der Gesamtheit der Funktionsstörungen und der objektiven Veränderungen die Diagnose abzuleiten. Recht Wenige erwerben sich aber während ihres Studiums die nötige Sicherheit, um bei ihrer späteren ärztlichen Thätigkeit die Untersuchung des Sehorgans und seiner Leistungen zu beherrschen und diagnostisch zu verwerten. Diese Untersuchung, vor allem die Funktionsprüfung zusammen mit der Augenspiegeluntersuchung, giebt jedoch oft höchst wichtige Aufschlüsse über innere Krankheiten; für die Erkrankungen des Zentralnervensystems zumal ist sie ebenso unentbehrlich, wie die physikalischen Untersuchungsmethoden für die Lungen- und Herzkrankheiten. Für die ophthalmoskopische Diagnostik bieten die allgemeinen und die besonderen Lehrbücher vorzügliche Hilfsmittel. Die allgemeine diagnostische Bedeutung der Funktionsstörungen dagegen muß sich der Lernende aus den klinischen Darstellungen der Lehrbücher mühsam ableiten, soweit er sich nicht in den Vorlesungen damit vertraut gemacht hat. Es dürfte daher der Versuch berechtigt sein, die Funktionsprüfungen auch einmal im Zusammenhang mit den Funktionstörungen und ihren nächsten Ursachen darzustellen, und dann zu zeigen, wie die Ergebnisse der Funktionsprüfungen für sich und im Verein mit anderweiten Untersuchungsergebnissen diagnostisch zu verwerten sind.

Bei diesem Versuch handelt es sich natürlich nicht um eine erschöpfende Darstellung sämtlicher Funktionsprüfungen, sondern nur um eine Darstellung dessen, was im Interesse des nicht spezialistisch ausgebildeten Arztes — und seiner Kranken — geboten erschien, um ihn zur Erkennung vorhandener Störungen zu befähigen. Ich hoffe, hierbei im wesentlichen die richtige Auswahl getroffen zu haben; etwaige Verbesserungsvorschläge werden mir willkommen sein.

Für das Verständnis der Funktionsprüfungen des Auges ist eine gewisse Kenntnis der Optik unerlässlich. Da die Lehrbücher der Physik die Optik nicht im besonderen Interesse des Arztes behandeln, werden im ersten Teile die Grundzüge der Optik des Auges dargestellt, wobei kaum die elementarsten geometrischen und trigonometrischen Kenntnisse vorausgesetzt sind. Formeln wurden möglichst sparsam gebraucht, da sie dem nicht mathematisch gebildeten Leser nichts Anschauliches sind; umsomehr wurde eine möglichst leicht verständliche geometrische

Entwickelung der Dioptrik von den ersten Grundbegriffen an erstrebt. Die astigmatische Lichtbrechung wurde ziemlich abweichend von den bisherigen Darstellungen der Lehrbücher behandelt; es schien mir eine etwas ausführliche Darstellung geboten, um dem Studierenden ein nicht bloß ganz oberflächliches Verständnis des Astigmatismus zu ermöglichen. Zwei der Figuren, für die zum leichteren Verständnis ein großer Maßstab wünschenswert schien und der Text mehrere Seiten umfaßt, sind auf einer auszuklappenden Tafel beigegeben.

Dieser erste Teil bildet ein abgeschlossenes Kapitel für sich und kann auch als Einleitung in das Studium der augenärztlichen und physiologischen Lehrbücher, die meist diese optischen Kenntnisse im wesentlichen voraussetzen, dienen. Die Lehre von der Spiegelung schien mir entbehrlich, da sie in den meisten Darstellungen der Lehre vom Augenspiegel genügend berücksichtigt wird.

Der zweite Teil behandelt die Funktionsprüfungen und die Funktionsstörungen, wobei auch die Beurteilung der militärischen Diensttauglichkeit und die Prüfung auf Simulation besonders berücksichtigt wird.

Der dritte Teil befasst sich mit der Verwertung der Funktionsprüfungen und Funktionsstörungen für die Erkennung von Krankheiten des Sehorgans und des übrigen Körpers, vor allem des Nervensystems.

Ohne Denkarbeit können die Funktionsprüfungen nicht erlernt werden; wer jene scheut, der möge sich seiner diagnostischen Lücken bewußt bleiben und nicht pfuschen. Zwar schwebte mir der ideale Wunsch vor, selbst dem mathematisch ganz Unbegabten, wenn er nur guten Willen zum Denken hat, das wesentliche Verständnis der Funktionsprüfungen zu ermöglichen, ich hege aber nicht die kühne Hoffnung, mit dem vorliegenden Versuch diese Aufgabe schon befriedigend gelöst zu haben. Sollte dieser Versuch auch nur Andere anregen, Besseres zu schaffen, so wäre er nicht vergeblich gewesen.

Leipzig, im Juli 1896.

Dr. Otto Schwarz.

Inhalt.

Einleitung.

Das Sehorgan befähigt uns, Farben und Formen, sowie räumliche Verhältnisse der Formen zueinander und zu unserem Körper wahrzunehmen. Seine beiden peripheren Endorgane, die Netzhäute, sind in je einen beweglichen optischen Hilfsapparat, den Augapfel, eingegliedert. Diese optischen Apparate haben die Aufgabe, ein flächenhaftes perspektivisches Bild der Außenwelt auf der zugehörigen Netzhaut zu entwerfen. Die beiden Netzhautbilder sind perspektivisch verschieden voneinander. In jeder Netzhaut wird in dem Sinnesepithel ein Komplex von Nervenerregungen hervorgerufen, die nach Ordnung und Stärke (Intensität) in bestimmter Beziehung zu dem Netzhautbild stehen.

Ein gewisser Teil dieser Erregungen wird durch Nervenfasern einem im Mittelhirn gelegenen Reflexorgan zugeführt, um hier in eine motorische Nervenerregung umgesetzt zu werden, die den Pupillenverengerer in Thätigkeit setzt. Die Regenbogenhaut hat als eine bewegliche Blende die Aufgabe, die ins Auge dringende Lichtmenge nach Bedürfnis zu regulieren. Wahrscheinlich werden im Mittelhirn auch den anderen motorischen Augennerven Erregungen zugeführt, deren Wirkung aber durch Erregungen von der Großhirnrinde her abgeändert wird.

Die Hauptmasse der in den Netzhäuten entstehenden Nervenerregungen wird durch Sehnerven, Sehstränge und Sehstrahlung dem in den beiden Hinterhauptslappen des Gehirns liegenden centralen Endorgan des Sehapparates zugeführt. Hier wird ein mehr oder minder großer Teil der von beiden Netzhäuten kommenden Nervenerregungen zu einer einheitlichen räumlichen Wahrnehmung verarbeitet. Ein anderer Teil des Erregungskomplexes kann im Gehirn Wirkungen ausüben, die uns nicht unmittelbar bewußt werden, aber noch nachträglich zu einer mehr oder minder deutlichen Vorstellung einer gemachten Wahrnehmung führen. Ein dritter Teil endlich bleibt für uns ohne erkennbare Wirkung.

Die Wahrnehmungen treten zunächst in Beziehung zu unserem bisherigen Erfahrungsinhalt — wir erkennen sie als gleich, ähnlich oder unähnlich mit früher gemachten Wahrnehmungen — und üben die mannigfachsten Wirkungen auf die übrige Gehirnthätigkeit aus. Es können auch verschiedene einzelne Wahrnehmungen, die infolge von Bewegungen der Augen oder des Kopfes nacheinander gemacht werden, sich zu einer umfangreichen Vorstellung kombinieren.

Von allen diesen Leistungen, vom optischen Apparat an bis zur Wirkung der Wahrnehmungen auf andere Gehirnleistungen, verlangen wir ein gewisses Maß von Ausbildung und Vollkommenheit. Es ist Aufgabe des Arztes, etwa vorhandene Störungen oder Mängel dieser Leistungen aufzufinden, ihre Ursachen zu erkennen und die Störungen oder Mängel womöglich samt den Ursachen zu beseitigen oder wenigstens zu verringern. Die Erforschung der Ursachen führt oft zur Erkennung einer Erkrankung anderer Organe oder des ganzen Körpers, von der die Störung im Sehorgan nur eine Teilerscheinung oder eine Folgeerscheinung bildet; oft wird auch eine Störung des Sehorgans als Ursache anderer körperlicher Störungen erkannt. Die Beherrschung der Untersuchung des Sehorgans und der Prüfung seiner Leistungen ist daher für jeden Arzt überaus wichtig.

Wir wollen uns hier mit der Prüfung der Leistungen des Sehorgans befassen und uns dann ein Bild davon machen, wie die Störungen dieser Leistungen zur Erkennung von Krankheiten sowohl des Sehorgans wie des übrigen Körpers zu verwerten sind. Dabei werden auch die durch objektive Untersuchung (Betrachtung und Betastung) nachweisbaren krankhaften Veränderungen des Sehorgans und auch anderer Organe soweit berücksichtigt werden müssen, als sie für die diagnostische Verwertung der Funktionsstörungen in Betracht kommen; die Beschreibung dieser Veränderungen selbst aber liegt außerhalb unserer hier gewählten Aufgabe.

Wir könnten die Leistungen des Sehorgans nach drei Komponenten gliedern, von denen sie abhängen: Leistungen des optischen Apparates, des Empfindungsapparates und des Bewegungsapparates. Diese Leistungen sind aber wieder so vielfach voneinander abhängig, daß es zweckmäßiger ist, bei der Einteilung vor allem praktischen Rücksichten zu folgen.

Wer die zum Verständnis der Leistungen des optischen Apparates nötige Kenntnis der Optik nicht hat, kann sie sich durch das Studium des vorausgeschickten I. Teiles in kurzem aneignen. Auch wer gar keinen Sinn für Mathematik zu haben meint, möge wenigstens mit etwas gutem Willen einen Versuch machen.

Erster Teil.

Grundzüge der Optik des Auges.

1. Optische Grundbegriffe.

Optik bedeutet dem Wortlaut nach die Lehre vom Sehen; gewöhnlich aber versteht man darunter die Lehre von den das Sehen bedingenden äußeren Naturvorgängen, die man als Licht bezeichnet, also die Lehre vom Licht. Soweit dieses ohne Rücksicht auf seine Wirkung aufs Auge Gegenstand der Betrachtung ist, unterscheiden wir es von seiner physiologischen Wirkung, der Lichtempfindung, als „objektives Licht". Das objektive Licht ist die weitaus häufigste, aber nicht die einzige Ursache der Lichtempfindungen. Solche Lichtempfindungen, die durch andere Ursachen bewirkt werden, nennen wir „subjektive Lichtempfindungen" (Lichtempfindung bei Druck auf die Netzhaut, bei elektrischer Reizung, Flimmerskotom, Halluzinationen). Das „objektive Licht" stellen wir uns als eine bestimmte Bewegungsform und zwar als eine bestimmte Art von Schwingungen eines den Weltraum erfüllenden, als Lichtäther bezeichneten, Mittels vor, die sich vom Ort der Erregung kugelförmig ausbreiten. Die Stoffteilchen, die an der Bewegung teilnehmen, werden nicht selbst weiter bewegt, sondern machen nur schwingende Bewegungen, ähnlich wie ein Punkt einer schwingenden Saite, und teilen ihre Bewegung allen Nachbarteilchen mit. Denken wir uns zunächst von irgend einem Punkt aus die ihn unmittelbar umgebenden Ätherteilchen in gleichartige Schwingungen versetzt, so wird sich von da aus nach allen Seiten hin diese Schwingungserregung fortpflanzen, und zwar nach allen Seiten hin mit der gleichen Geschwindigkeit, vorausgesetzt, daß die Schwingungen immer in demselben Mittel erfolgen und dieses Mittel nach allen

Richtungen gleichen Widerstand bietet. Die Gesamtheit der Teilchen, bis zu denen die Erregung nach einer gewissen Zeit sich fortgepflanzt hat, bildet somit eine Kugelfläche. Die Exkursionen der schwingenden Ätherteilchen werden allmählich geringer, indem sich die Schwingungen mit der Vergrößerung der Kugelfläche auf eine immer größere Anzahl von Teilchen verteilen.

Wir können uns vorstellen, daß sich die Schwingungsbewegung vom Erregungszentrum aus zu jedem Punkt der Kugelfläche längs eines Radius fortpflanzt, indem die in einem Radius liegenden Teilchen hintereinander von der Bewegung ergriffen werden. Die Schwingungen der einzelnen Teilchen finden in einer senkrecht zum Radius liegenden Ebene statt, sie können eine geradlinige oder kreisförmige oder elliptische Bahn beschreiben. Die Strecke, um die sich die Bewegung auf einem Radius während der Zeit fortpflanzt, in der das zuerst erregte Teilchen eine ganze Schwingung (bis zum Wiederbeginn einer gleichen Schwingungsbewegung) ausgeführt hat, bezeichnen wir als Wellenlänge, die Zeit einer ganzen Schwingung als Schwingungsdauer. Das Teilchen am Ende dieser Strecke beginnt in demselben Augenblick zu schwingen, in dem das erste Teilchen seine zweite Schwingung beginnt; alle zwischenliegenden Teilchen haben in derselben Zeit einen um so größeren Teil einer Schwingung vollendet, je näher sie dem ersten Teilchen liegen, die Anordnung sämtlicher Teilchen der Strecke bildet eine Welle. Das Stadium der Schwingung, in dem sich jedes Teilchen gerade befindet, nennen wir seine Schwingungsphase. Das Anfangs- und das Endteilchen der Welle haben die gleiche Schwingungsphase. Die Wellenlänge ist das Produkt aus der Schwingungsdauer und der Fortpflanzungsgeschwindigkeit, sie ist somit bei Licht von gleicher Schwingungsdauer in durchsichtigen Mitteln verschiedener Art proportional der Fortpflanzungsgeschwindigkeit.

Bei kugelförmiger Ausbreitung gleichartiger Lichtwellen von einem leuchtenden Punkt aus liegen die Teilchen gleicher Schwingungsphasen in konzentrischen Kugelflächen, die je um eine Wellenlänge voneinander abstehen; die einer und derselben Kugelfläche angehörenden Teilchen sind um gleich viele Wellenlängen vom leuchtenden Punkt entfernt. Eine Fläche, die Ätherteilchen von gleicher Schwingungsphase enthält, bezeichnen wir als Wellenfläche; eine die Wellenflächen senkrecht schneidende Linie, auf der die zu einem Lichtwellenzuge gehörenden Ätherteilchen in ihrer Ruhelage liegen würden, nennen wir Lichtstrahl. Bei kugelig sich ausbreitenden

Lichtwellen sind die Lichtstrahlen also Radien der konzentrischen Kugelflächen.

Die Bewegung der längs eines Strahles gelegenen Ätherteilchen ist streng genommen nicht unabhängig von der Bewegung der Teilchen benachbarter Strahlen; überall, wo Licht an dem Rande undurchsichtiger Körper vorbeigeht, finden Ablenkungen kleiner Teile des Lichtes von dem geraden Weg statt (Diffraktion oder Beugung), solche Störungen haben aber unter den gewöhnlich stattfindenden Bedingungen, mit denen wir es bei unseren Betrachtungen zu thun haben, keinen wesentlichen Einfluß auf die Bewegungen der Teilchen der anderen Strahlen. Für die Physik des Auges können wir daher die Bewegung des Lichtes als geradlinig betrachten.

Von einem leuchtenden Punkt können Lichtwellen sehr verschiedener Art ausgehen, die sich voneinander durch ihre Länge und damit durch ihre Schwingungsdauer unterscheiden. Geht von einem leuchtenden Punkt nur Licht von einerlei Schwingungsdauer (gleicher Wellenlänge) aus, so nennt man das Licht einfach oder einfarbig (oder homogen[1]); bei seiner Wirkung aufs Sehorgan erregt es die Empfindung einer bestimmten Farbe. Lichtwellen von verschiedener Länge unterscheiden sich in ihrer Wirkung aufs Auge durch die Erregung verschiedener Farbenempfindungen. Die Wellenlängen kann man mittels gewisser Erscheinungen (den Erscheinungen bei der Interferenz) messen und daraus die Schwingungsdauer des betreffenden Lichtes berechnen, wenn die Fortpflanzungsgeschwindigkeit der Lichtwellen bekannt ist. Diese beträgt für den Weltenraum nach Bestimmung durch astronomische Beobachtungen etwa 300000 km in der Sekunde, die Wellenlängen des Lichtes im leeren Raum betragen 0,00039—0,00069 mm; die Zahl der Schwingungen in der Sekunde berechnet sich danach auf 770—435 Billionen. Die außerhalb dieser Grenzen liegenden Ätherwellen erregen keine Lichtempfindung, wir rechnen sie daher nicht zum Licht.

Das natürliche Licht der leuchtenden Körper ist meistens nicht einfaches Licht, sondern enthält Wellenzüge von allen möglichen Wellenlängen. Man nennt solches Licht gemischtes oder zusammengesetztes Licht. Ein Lichtstrahlen durchlassendes körperliches Mittel nennen wir durchsichtig.

---

1 Der Ausdruck „homogen“ wird neuerdings auf ebene Wellenflächen mit Schwingungen von einerlei Schwingungsdauer und konstanter Amplitude beschränkt.

Die Fortpflanzungsgeschwindigkeit ist in durchsichtigen Körpern für Licht verschiedener Schwingungsdauer nicht ganz gleich, die physikalischen Vorgänge beim gemischten Licht sind daher verwickelter, als beim einfachen Licht. Wir beschränken unsere Betrachtungen der Einfachheit halber zunächst auf die Vorgänge beim einfachen Licht. Für eine und dieselbe Lichtart ist die Fortpflanzungsgeschwindigkeit in verschiedenen durchsichtigen Körpern im allgemeinen verschieden.

---

2. Die Lehre von der Lichtbrechung (Dioptrik).

A. Der Vorgang der Lichtbrechung; das Brechungsgesetz.

Wir wollen uns jetzt vorstellen, was geschieht, wenn die von einem leuchtenden Punkte ausgehenden Lichtschwingungen auf eine ebene Fläche treffen, die die Grenzfläche gegen ein anderes durchsichtiges Mittel bildet. Ein Teil des Lichtes wird in der Regel zurückgeworfen und bleibt in dem Mittel, in dem es war; mit diesem Teil wollen wir uns hier nicht weiter beschäftigen. Der übrige Teil dringt in das andere Mittel ein. Der Vorgang, der dabei stattfindet, läßt sich am besten durch einen Vergleich anschaulich machen. Denken wir uns einen Teich, von dem ein Teil sumpfig und gegen den nicht sumpfigen, klaren Teil geradlinig abgegrenzt ist. Werfen wir nun einen Stein in den nicht sumpfigen Teil, so breiten sich die Wellen kreisförmig aus, bis sie an den sumpfigen Teil gelangen. Hier wird der Widerstand für ihre Fortpflanzung größer, die Kreise werden daher flacher werden, d. h. sie bilden jetzt Stücke von Kreisen, deren Mittelpunkt weiter von der Grenzlinie entfernt ist, als der wirkliche Ausgangspunkt der Wellenbewegungen. In Fig. 1 sei eine von O ausgehende Welle gerade an die Grenze der beiden Teile gelangt und berühre sie in dem Punkt A. Der Radius OA trifft somit die Grenzlinie senkrecht. Ein anderer Radius OB schneide die Grenzlinie in dem Punkt D in einem gewissen Abstand von A. In der Zeit, in der die Welle längs des Radius OB bis D fortschreitet, ist die Wellenbewegung bei A in der Verlängerung des Radius OA in den sumpfigen Teil eingedrungen, aber wegen des größeren Widerstandes ist sie hier nur um eine Strecke AC vorgerückt, die kürzer ist, als die längs des Radius OD im klaren Wasser in derselben Zeit zurückgelegte

Strecke BD. Der in das sumpfige Wasser eingedrungene Teil CD der Welle ist somit nicht mehr konzentrisch zu dem entsprechenden Kreisstück AB im klaren Wasser, sondern bildet ein Bogenstück eines Kreises, dessen Zentrum auf der Linie CO in größerem Abstand von der Grenzlinie liegt, als das wirkliche Zentrum O, nämlich im Schnittpunkt des Mittellotes der Sehne CD mit der Linie CO (in der Zeichnung nicht ausgeführt); dieser Schnittpunkt, O', ist dann das scheinbare Erregungszentrum für die Wellen im sumpfigen Wasser; seine Lage hängt von dem Verhältnis der Fortpflanzungsgeschwindigkeit der Wellen im sumpfigen Wasser zu der im klaren Wasser ab. (Streng genommen weichen zwar die Wellen im sumpfigen Wasser von der Kreisform ab, aber für unsere Betrachtung ist diese Abweichung unwesentlich.) Die Radien der Wellenkreise im sumpfigen Wasser haben also alle eine Richtung, als ob sie von dem Punkt O' herkämen.

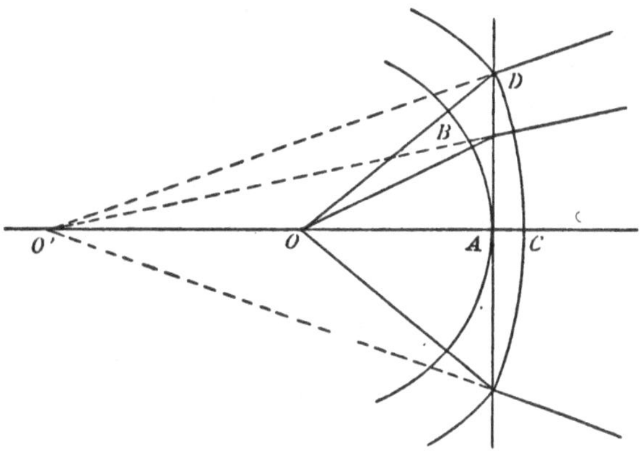

Fig. 1.

Ganz entsprechend verhält sich auch die Ausbreitung von Lichtwellen. Wenn die von einem leuchtenden Punkt O ausgehenden Lichtwellen durch eine ebene Fläche in ein anderes durchsichtiges Mittel von größerem Widerstand eindringen, so breiten sie sich in diesem Mittel so aus, als ob sie von einem entfernteren, auf der Verlängerung des senkrecht einfallenden Lichtstrahles nach rückwärts gelegenen Punkt O' ausgegangen wären; die von O ausgehenden Lichtstrahlen werden also bei ihrem Übergang in das dichtere Mittel von ihrer ursprünglichen Richtung so abgelenkt oder gebrochen, als ob sie von dem Punkt O' herkämen.

Dieser durch Erfahrung gewonnene Satz ist allerdings nur in einem gewissen Umfang richtig, er gilt nur für Strahlen, die mit dem senkrecht auf das zweite Mittel treffenden Strahle kleine Winkel bilden. Dies folgt, wie wir später sehen werden, aus einer gesetzmäßigen Beziehung zwischen der Richtung der einfallenden Strahlen (d. h. der Strahlen im ersten Mittel) und der der gebrochenen Strahlen, die von dem holländischen Mathematiker Snellius (1626) gefunden und von Descartes (1637) in eine einfache Form gebracht wurde. Wir bezeichnen den Winkel, den ein auf die Grenzfläche zweier durchsichtiger Mittel auffallender Strahl mit der im Auffallpunkt auf der Fläche errichteten Senkrechten, dem Einfallslot, bildet, als Einfallswinkel, den vom gebrochenen Strahl mit dem Einfallslot gebildeten Winkel als Brechungswinkel. Das **Gesetz der Lichtbrechung** lautet nun folgendermaßen:

Fällt ein Lichtstrahl auf die Trennungsfläche zweier verschiedener durchsichtiger Mittel, von denen jedes in sich nach allen Richtungen gleichartig („isotrop“) ist, so liegt der gebrochene Strahl in der durch den einfallenden Strahl und das Einfallslot bestimmten Ebene, und das Verhältnis vom Sinus des Einfallswinkels zum Sinus des Brechungswinkels ist für dasselbe Paar von brechenden Mitteln bei allen Strahlen dasselbe.

Bezeichnen wir die Grösse dieses Verhältnisses mit n, den Einfallswinkel mit α_1, den Brechnungswinkel mit α_2, so ist also für alle Lichtstrahlen

$$\frac{\sin \alpha_1}{\sin \alpha_2} = n, \text{ oder } \sin \alpha_1 = n \sin \alpha_2.$$

Die Aufstellung der Wellentheorie des Lichtes durch Huyghens (1678) führte dann zu der Erkenntnis, daß das Verhältnis der Sinus des Einfalls- und Brechungswinkels gleich dem Verhältnis der Fortpflanzungsgeschwindigkeiten des Lichtes in den beiden durchsichtigen Mitten ist. Ist c_1 die Fortpflanzungsgeschwindigkeit des Lichtes im ersten, c_2 die im zweiten Mittel, und α_1 der Einfallswinkel eines einfallenden, α_2 der Brechungswinkel des zugehörigen gebrochenen Lichtstrahles, so nennen wir das Verhältnis der Lichtgeschwindigkeit im ersten zu der im 2. Mittel $c_1/c_2 = \sin \alpha_1 / \sin \alpha_2$ das Brechungsverhältnis des zweiten Mittels zum ersten Mittel. Umgekehrt ist für den Übergang der Lichtstrahlen aus dem zweiten Mittel in das erste das Verhältnis $c_2/c_1 = \sin \alpha_2 / \sin \alpha_1 = 1/n$ das Brechungsverhältnis des ersten Mittels zum zweiten Mittel.

Wir können das Brechungsverhältnis zwischen zwei Mitteln angeben, sobald wir das Brechungsverhältnis jedes dieser Mittel zu irgend einem dritten Mittel kennen. Die Physiker haben uns bereits die Vorarbeit geleistet, für jedes wichtige optische Mittel sein Brechungsverhältnis zum leeren, d. h. nur mit Lichtaether erfüllten Raume zu bestimmen. Bedeutet c die Lichtgeschwindigkeit im leeren Raume, c_1 die in einem Mittel I, so nennen wir das Brechungsverhältnis des Mittels I zum leeren Raum, also c/c_1, den Brechungsexponenten oder Brechungsindex oder die Brechungszahl des Mittels I und bezeichnen es mit n_1. Ist $n_2 = c/c_2$ der Brechungsexponent eines Mittels II, so können wir auch das Verhältnis n_2/n_1, d. h. das Brechungsverhältnis des Mittels II zum Mittel I, sofort bestimmen:

$$\frac{n_2}{n_1} = \frac{c : c_2}{c : c_1} = \frac{c_1}{c_2} = \frac{\sin \alpha_1}{\sin \alpha_2},$$

worin α_1 den Einfallswinkel, α_2 den Brechungswinkel für irgend einen aus dem Mittel I durch eine Trennungsfläche in das Mittel II eindringenden Strahl bedeutet.

Der Brechungsindex eines Mittels ist umso grösser, je grösser dessen optische Dichtigkeit, d. h. der Widerstand für die Fortpflanzungsgeschwindigkeit des Lichtes ist. (Der Brechungsindex ist proportional der Wurzel aus dem optischen Widerstand.)

Mit Hilfe des Brechungsgesetzes können wir nun für einen Lichtstrahl, der durch irgend eine Fläche in ein anderes Mittel eindringt, die Richtung des zugehörigen gebrochenen Strahles finden, wenn uns das Brechungsverhältnis des zweiten Mittels zum ersten, sowie die Form der Trennungsfläche bekannt ist, und uns damit zugleich die Bedeutung des Brechungsgesetzes klar machen.

MN sei (Fig. 2) der Durchschnitt einer ebenen Trennungsfläche zweier Mittel I und II mit den Brechungszahlen $n_1 = 1$ und $n_2 = 1{,}5$. Als Brechungsverhältnis n des Mittels II zum Mittel I haben wir dann $n = n_2/n_1 = 1{,}5/1 = {}^3/_2$. *AB* sei ein einfallender Lichtstrahl im Mittel I, dann ist die auf der ebenen Fläche errichtete Senkrechte *BC* das Einfallslot, Winkel $ABC = \alpha_1$ der Einfallswinkel. Es soll also der Brechungswinkel α_2 eine solche Größe haben, daß $n = \sin\alpha_1 : \sin\alpha_2 = 3:2$, also $\sin\alpha_2 = {}^2/_3 \sin\alpha_1$. Wir beschreiben mit dem Radius $r = 1$ einen Kreis um *B*, der den einfallenden Strahl in *D* scheidet; die von *D* nach dem Einfallslot gezogene Senkrechte *DE* ist dann $= r\sin\alpha_1 = \sin\alpha_1$. Verlängert man die Strecke *DE* über *E* um ${}^2/_3$ ihrer Länge bis *F* (indem man auf der Linie *DB* drei gleiche Strecken *DR*, *RS*, *ST* abträgt, *RU* ∥ *TE* zieht und *EF* = *UE* macht), und zieht durch *F* eine Parallele zum

Einfallslot, die den Kreis im zweiten Mittel in G schneidet, so ist BG der gebrochene Strahl, der mit dem Einfallslot den verlangten Winkel α_2 einschließt.

Beweis: Zieht man die Senkrechte GH zum Einfallslot, dann ist:

$$\sin \alpha_2 = HG : r = HG = EF = \tfrac{2}{3} DE = \tfrac{2}{3} \sin \alpha_1 .$$

Das Verhältnis $DE : GH = \sin \alpha_1 : \sin \alpha_2 = 3 : 2$ stellt also das Brechungsverhältnis des zweiten Mittels zum ersten Mittel oder das Verhältnis der Lichtgeschwindigkeit im ersten Mittel zu der im zweiten Mittel dar.

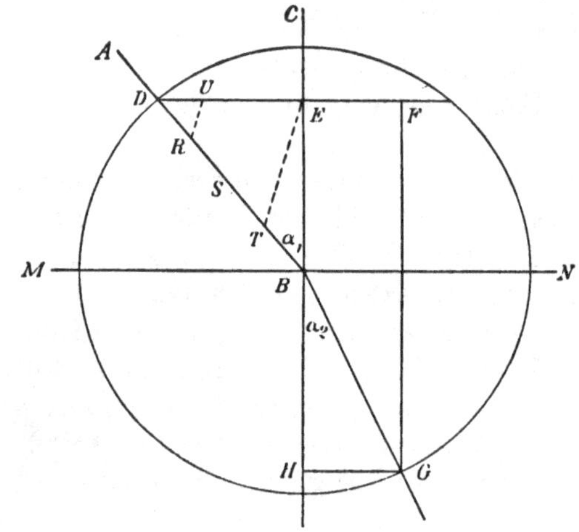

Fig. 2.

Für einen Lichtstrahl, der selbst Einfallslot ist, wird α_1 und damit $\sin \alpha_1$ gleich Null, ebenso $\sin \alpha_2$ (wie aus der Gleichung $\sin \alpha_1 = n \sin \alpha_2$ folgt), d. h. ein senkrecht auf eine Trennungsfläche fallender Strahl geht ungebrochen in das andere Mittel über.

Ganz in derselben Weise können wir für einen aus dem Mittel II kommenden Strahl den gebrochenen Strahl im Mittel I finden. Für den Strahl GB als einfallenden Strahl ist α_2 der Einfallswinkel; $\sin \alpha_2 / \sin \alpha_1 = n_1 / n_2 = {}^2/_3$ ist das Brechungsverhältnis des Mittels I zum Mittel II; gesucht ist der Strahl, dessen Brechungswinkel $= \alpha_1$, es soll also $\sin \alpha_1 = {}^3/_2 \sin \alpha_2$ werden. Wir finden dann unter Anwendung der gleichen Konstruktion als gebrochenen Strahl den Strahl BD.

Wir sehen somit, daß der einfallende und der gebrochene Teil eines Lichtstrahles einander so zugeordnet (konjugiert) sind, daß ihr Verhältnis auch umgedreht, d. h. der ursprünglich gebrochene Teil als einfallender und der ursprünglich einfallende als gebrochener Teil betrachtet werden kann. Ferner sehen wir, daß für einen Strahl, der aus einem optisch dünneren in ein optisch dichteres Mittel übergeht, der Brechungswinkel kleiner ist als der Einfallswinkel, d. h. daß der Strahl nach dem Einfallslote hin gebrochen wird, und daß umgekehrt ein Lichtstrahl beim Übergang aus einem dichteren in ein dünneres Mittel vom Einfallslot weg gebrochen wird.

Aus dem dünneren Mittel können alle Strahlen, die die Grenzfläche treffen, in das dichtere Mittel eindringen; sie erleiden nur durch teilweise Zurückwerfung einen gewissen Intensitätsverlust, der umso größer ist, je größer der Einfallswinkel, aber selbst bei einem Einfallswinkel von 90°, also bei einem unmittelbar an der Fläche hinstreifenden Strahl, dringt immer noch ein Teil in das dichtere Mittel ein. Da sin 90° = 1, so erhalten wir in diesem Fall

$$\sin \alpha_2 = \frac{n_1}{n_2} \sin 90^0 = \frac{n_1}{n_2}$$

in unsrem Beispiel also wird $\sin \alpha_2 = {}^2/_3$, das entspricht einem Winkel von 42°; für einen tangential in der Fläche einfallenden Lichtstrahl wird somit der Brechungswinkel = 42°. Den Brechungswinkel des im dünneren Mittel tangential einfallenden Strahles nennt man den Grenzbrechungswinkel.

Umgekehrt ist für einen Strahl im dichteren Mittel, dessen Einfallswinkel gleich dem Grenzbrechungswinkel ist, der Brechungswinkel = 90°, d. h. der Strahl muss nach seinem Übergang in das dünnere Mittel eben an der Fläche hinstreifen. Für einen Strahl im dichteren Mittel, dessen Einfallswinkel grösser ist als der Grenzbrechungswinkel, müßte der Brechungswinkel größer als 90° werden, was nicht möglich ist; ein solcher Strahl kann überhaupt nicht mehr in das dünnere Mittel übergehen, er wird an der Trennungsfläche vollständig zurückgeworfen. Der Grenzbrechungswinkel ist somit zugleich der größte Einfallswinkel, bei dem ein Lichtstrahl aus dem dichteren Mittel noch in das dünnere übergehen kann, er bildet die Grenze zwischen den in das dünnere Mittel übergehenden und den total reflektirten Strahlen, und heißt daher auch der Winkel der Totalreflexion.

Die Brechung eines von einem Punkt ausgehenden Strahlenbündels an einer ebenen Fläche werden wir erst später erörtern; da wir ein ebenes Flächenstück als Teil einer unendlich großen Kugelfläche betrachten können, läßt sich die Lichtbrechung an einer ebenen Fläche als spezieller Fall der Lichtbrechung an einer Kugelfläche behandeln.

B. Homozentrische Lichtbrechung.

a) Lichtbrechung an einer Kugelfläche.

Das Verständnis der Lichtbrechung an einer Kugelfläche bildet die Grundlage für das Verständnis der optischen Leistungen des Auges und der Wirkung der Brillengläser.

Für einen Lichtstrahl, der von einem Mittel I mit dem Brechungsindex n_1 in ein Mittel II mit Brechungsindex n_2 durch eine Kugelfläche eindringt, können wir die Richtung des gebrochenen Strahles ganz ebenso finden, wie bei einer ebenen Trennungsfläche. Wir bezeichnen zwei durch eine Kugelfläche getrennte verschiedene isotrope Mittel als einfaches brechendes System.

1. Hauptfall: Die Konvexität der Kugelfläche sei dem optisch dünneren Mittel zugekehrt: **Einfaches lichtsammelndes System.**

In Fig. 3 sei das von O aus beschriebene Kreisstück der Durchschnitt einer kugeligen, kreisförmig begrenzten Trennungsfläche; O ist

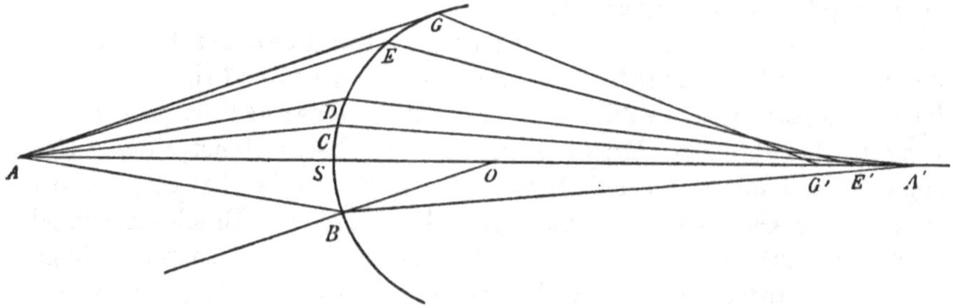

Fig. 3.

also Krümmungsmittelpunkt der Trennungsfläche. Die Konvexität der Kugelfläche sei dem optisch dünneren Mittel I zugekehrt. Der Scheitel dieser Fläche, d. h. der Mittelpunkt der Trennungsfläche selbst, sei S. Der Halbmesser OS ist dann die optische Achse oder Hauptachse der brechenden Fläche. Jede durch die optische Achse gelegte Ebene bezeichnen wir als Meridianebene, sie schneidet die Trennungsfläche in einem Meridian.

Von einem auf der optischen Achse gelegenen Punkt A im ersten Mittel treffe ein Lichtstrahl die Kugelfläche in B, dann ist der Halbmesser OB das Einfallslot und wir können in der oben angegebenen Weise die Richtung des gebrochenen Strahles finden. Dieser wird, da nach unserer Voraussetzung $n_2 > n_1$, dem Einfallslot zu gebrochen; er kann nun entweder sich der optischen Achse nähern, also konvergent zu ihr sein und sie in einem bestimmten Punkt im zweiten Mittel schneiden, oder er kann zu ihr parallel sein, oder endlich sich noch mehr von ihr entfernen, also divergent zu ihr bleiben. Welche dieser Möglichkeiten eintrifft, hängt von dem Brechungsverhältnis beider Mittel, dem Halbmesser der Kugelfläche und dem Abstand des leuchtenden Punktes von der Kugelfläche ab. Darauf kommen wir später zurück. Nehmen wir an, der gebrochene Strahl sei konvergent gegen die optische Achse und schneide sie in einem Punkt A'. Bestimmen wir nun für alle anderen von A auf die Kugelfläche treffenden Strahlen die gebrochenen Strahlen, so finden wir, daß auch sie alle konvergent zur optischen Achse sind, und daß alle von A ausfahrenden Strahlen, die mit der optischen Achse nur kleine Winkel einschließen, also die Kugelfläche nahe am Scheitel treffen, die optische Achse in demselben Punkt A' schneiden. In je größerem Abstand vom Scheitel die Strahlen die Kugelfläche treffen, umso mehr weichen sie nach der Brechung von dem Schnittpunkt A' ab, indem sie die optische Achse in etwas geringerem Abstand vom Kugelmittelpunkt O schneiden (s. Fig. 3, AEE' und AGG'). Diese bei der Brechung an einer Kugelfläche stattfindende Abweichung der peripheren Strahlen eines homozentrischen, d. h. von einem Zentrum ausgehenden Strahlenbündels von dem gemeinsamen Schnittpunkt der zentralen Strahlen bezeichnet man als sphärische Abweichung oder Aberration (s. S. 51). Wenn die brechende Fläche einen verhältnismäßig kleinen Ausschnitt einer ganzen Kugelfläche bildet, so daß alle von einem Achsenpunkte auf die Kugelfläche fallenden Strahlen diese nahezu senkrecht treffen, kommt die sphärische Aberration nicht in Betracht; ein von einem Achsenpunkte ausgehendes Strahlenbündel bleibt also nach der Brechung an einer solchen Fläche homozentrisch, d. h. alle Strahlen dieses Strahlenbündels sind nach ihrer Brechung wieder nach einem Punkte gerichtet oder scheinen von einem Punkte herzukommen. Wir bezeichnen solche Kugelflächen als brechende Kugelflächen von kleinem Öffnungswinkel oder kleiner Öffnung (Öffnungswinkel heißt der Winkel, den zwei nach dem Rande der Kugelfläche gezogene, einander gerade gegenüber liegende Kugelhalbmesser mit einander bilden). Bei den meisten Fällen, mit denen wir zu thun haben, können wir voraussetzen, daß es sich um Kugelflächen kleiner Öffnung handelt. An solchen Kugelflächen werden auch

Strahlenbündel, die von Punkten nahe der optischen Achse, sog. achsennahen Punkten, ausgehen, homozentrisch gebrochen.

Wir nennen den neuen Vereinigungspunkt, das neue Zentrum eines homozentrisch gebrochenen Strahlenbündels, das **optische Bild** oder kurz das Bild oder den Bildpunkt des ersten Ausstrahlungszentrums, des Objektpunktes. Vorläufig gebrauchen wir den Ausdruck „Bild" nur in diesem Sinne (vgl. unten S. 33). Kommen die Strahlen wirklich zur Vereinigung, so sprechen wir von einem wirklichen oder reellen Bild; vereinigen sie sich nicht in Wirklichkeit, sondern nur in ihrer gedachten Verlängerung nach vor- oder rückwärts, so sprechen wir von einem scheinbaren oder virtuellen Bild. Dieser Fall tritt z. B. ein, wenn die von einem Punkt ausgehenden Strahlen nach ihrer Brechung noch divergent bleiben, so daß sie nur in ihrer Verlängerung nach rückwärts sich in einem Punkt schneiden, der weiter von der brechenden Fläche abliegt, als der leuchtende Punkt. Die Strahlen verhalten sich dann ganz entsprechend, wie die Radien der Wellenkreise bei unserm Beispiel vom Teich mit dem klaren und sumpfigen Wasser (Fig. 1 S. 7), das scheinbare Erregungszentrum O' ist das virtuelle Bild des wirklichen Erregungszentrums O. Ebenso wird das Bild virtuell, wenn die Strahlen vor ihrer möglichen Vereinigung auf eine andere brechende Fläche treffen, also sich nur in ihrer gedachten Verlängerung nach vorwärts schneiden. (Diese Fälle werden später noch besprochen.) Jede Trennungsfläche zweier optischen Mittel, an der ein homozentrisches Strahlenbündel homozentrisch gebrochen wird, entwirft also entweder ein wirkliches (reelles) oder ein scheinbares (virtuelles) Bild des Punktes, vom dem das Strahlenbündel herkommt.

Denken wir uns den Bildpunkt selbst leuchtend, so würden die von ihm auf die brechende Fläche fallenden Strahlen sich wieder im ursprünglichen Objektpunkt vereinigen, denn sie fallen der Lage nach ganz mit den vom ursprünglichen Objektpunkt kommenden Strahlen zusammen und sind diesen nur entgegengesetzt gerichtet. Objektpunkt und Bildpunkt bezeichnen wir als zugeordnete oder konjugierte Punkte, oder als konjugiertes Punktepaar.

Der Ort eines Bildpunktes ist bestimmt, sobald die Richtung zweier gebrochener Strahlen bestimmt ist, da ihr Schnittpunkt der Bildpunkt ist. Für einen Strahl können wir seine Richtung nach dem Durchgang durch die Kugelfläche unmittelbar angeben, nämlich für den Strahl, der nach dem Kugelmittelpunkt gerichtet ist, also mit einem Einfallslot zusammenfällt und somit ungebrochen durch die Fläche geht; in der Richtung dieses ungebrochenen Strahles muss daher das Bild liegen, er heißt deshalb **Richtungsstrahl.** Für einen zweiten Strahl müssen wir den gebrochenen Strahl durch Konstruktion finden.

Den Krümmungsmittelpunkt der brechenden Fläche nennen wir als **Kreuzungspunkt der Richtungsstrahlen** auch **optischen Mittelpunkt** oder **Knotenpunkt** des einfachen brechenden Systemes.

Achsennahe Punkte (s. S. 14) können wir jetzt genauer als Punkte bezeichnen, deren Richtungsstrahl nur einen kleinen Winkel mit der optischen Achse bildet.

Ist das Bild für einen Punkt bestimmt, so können wir mit Hilfe dieses Punktepaares leicht auch das Bild eines beliebigen anderen Punktes bestimmen, der nicht auf dem Richtungsstrahl jenes Punktes liegt.

B sei (Fig. 4) ein achsennaher Punkt im ersten Mittel. Das zum Achsenpunkt *A* gehörige Bild *A'* sei bekannt. Das Bild von *B* liegt

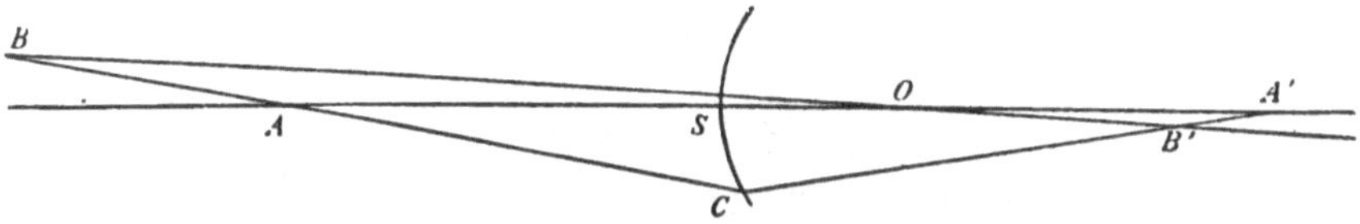

Fig. 4.

auf dem Richtungsstrahl *BO*; als zweiten Strahl wählen wir den den Punkten *B* und *A* gemeinsamen Strahl *BA*, der nach der Brechung durch *A'* gehen muß; er treffe die Kugelfläche in *C*, dann ist der Punkt *B'*, in dem sich *CA'* und *BO* schneiden, das Bild von *B*.

Unser Punktepaar *AA'* ist zur Bildkonstruktion für andere Punkte nur dann verwendbar, wenn deren mit *A* gemeinsamer Strahl überhaupt die brechende Fläche trifft. Es giebt aber ein Punktepaar, daß sich für alle achsennahen Punkte dieses einen Mittels zur Bildkonstruktion eignet, das ist der unendlich ferne Punkt der optischen Achse und sein Bildpunkt. Das Bild des im ersten Mittel unendlich fernen Achsenpunktes, d. h. also der Vereinigungspunkt der parallel der optischen Achse einfallenden Strahlen, heißt **Hauptbrennpunkt**, und zwar, als Vereinigungspunkt der in das zweite Mittel übergegangenen Strahlen, der hintere oder zweite Hauptbrennpunkt. In unserem Fall liegt er im 2. Mittel. Jeder der optischen Achse im 1. Mittel parallele Strahl geht also im 2. Mittel durch den 2. Hauptbrennpunkt.

Da umgekehrt der unendlich ferne Punkt der Achse im 1. Mittel das Bild des 2. Hauptbrennpunktes ist, gehen alle Strahlen, die vom 2. Hauptbrennpunkt auf die brechende Fläche fallen, im 1. Mittel parallel der optischen Achse weiter.

Ebenso giebt es einen Achsenpunkt im 1. Mittel, dessen Strahlen nach der Brechung der Hauptachse parallel werden, dieser Punkt ist der 1. Hauptbrennpunkt. Sein Bild ist also der unendlich ferne Achsenpunkt im 2. Mittel, und er ist umgekehrt auch das Bild dieses Punktes; auch dieses Punktepaar ist bequem zur Bildkonstruktion, besonders für Punkte des 2. Mittels.

Der Abstand der beiden Hauptbrennpunkte vom Scheitel der brechenden Fläche heißt erste und zweite Hauptbrennweite. Die 1. Hauptbrennweite verhält sich zum Halbmesser der brechenden Fläche wie die Brechungszahl des 1. Mittels zur Differenz der Brechungszahlen beider Mittel; wir können dies durch die Gleichung ausdrücken:

$$\frac{f_1}{r} = \frac{n_1}{n_2 - n_1}, \quad \text{somit}$$

1) $$f_1 = \frac{n_1 r}{n_2 - n_1},$$

worin f_1 die 1. Hauptbrennweite, r den Halbmesser der brechenden Fläche, n_1 und n_2 die Brechungszahlen des 1. und 2. Mittels bedeuten.

Ebenso verhält sich die 2. Hauptbrennweite f_2 zum Halbmesser wie die Brechungszahl des 2. Mittels zur Differenz beider Brechungszahlen:

$$\frac{f_2}{r} = \frac{n_2}{n_2 - n_1}, \quad \text{somit}$$

2) $$f_2 = \frac{n_2 r}{n_2 - n_1}$$

Dividiert man 1) durch 2), so folgt:

3) $$\frac{f_1}{f_2} = \frac{n_1}{n_2}$$

d. h. die beiden Hauptbrennweiten verhalten sich zu einander wie die beiden Brechungszahlen.

Subtrahirt man 1) von 2), so folgt:

$$f_2 - f_1 = \frac{n_2 r - n_1 r}{n_2 - n_1} = \frac{(n_2 - n_1) r}{n_2 - n_1}$$

4) $$f_2 - f_1 = r,$$

d. h. der Unterschied der 2. Brennweite von der 1. ist gleich dem Halbmesser der brechenden Fläche.

Ableitung der Gleichungen für die Hauptbrennweiten.

1. Der Strahl BC sei parallel der optischen Achse ASO (s. Fig. 5); wir konstruieren den gebrochenen Strahl CF_2 nach dem Verhältnis

$$\frac{\sin \alpha_1}{\sin \alpha_2} = \frac{n_2}{n_1} \text{ (s. S. 9)},$$

dann ist F_2 der 2. Hauptbrennpunkt.

Das Einfallslot OC bildet mit dem Strahl BC den Winkel α_1, mit dem Strahl CF_2 den Winkel α_2; $\sphericalangle COS$ ist auch $= \alpha_1$, ferner ist als Außenwinkel des Dreiecks COF_2:

$$\sphericalangle COS = \sphericalangle \alpha_2 + \sphericalangle CF_2O,$$

somit

$$\sphericalangle CF_2O = \alpha_1 - \alpha_2;$$

nun ist

$$\frac{CF_2}{CO} = \frac{\sin \alpha_1}{\sin(\alpha_1 - \alpha_2)}$$

(zwei Seiten eines Dreiecks verhalten sich zueinander wie die Sinus der gegenüberliegenden Winkel; der Sinus eines Winkels ist gleich dem Sinus seines Nebenwinkels).

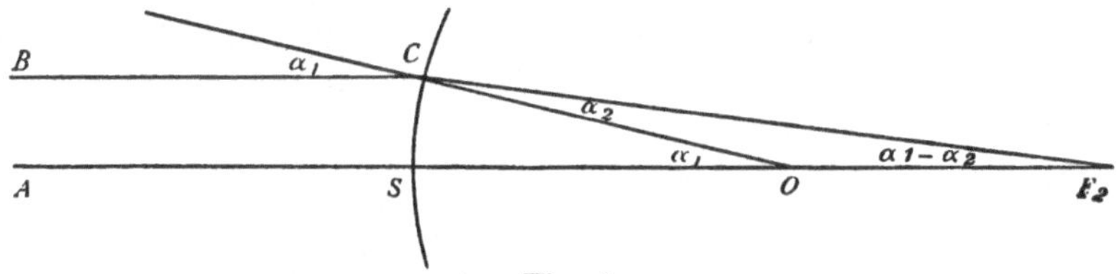

Fig. 5.

Bei unserer Voraussetzung einer brechenden Kugelfläche von kleiner Öffnung können wir für den Sinus eines Winkels den Winkel selbst setzen, also

$$\frac{CF_2}{CO} = \frac{\alpha_1}{\alpha_1 - \alpha_2};$$

setzen wir $CO = r$ und $CF_2 = SF_2 = f_2$, was bei unserer Voraussetzung auch ohne merklichen Fehler geschehen kann, so ist

$$\frac{f_2}{r} = \frac{\alpha_1}{\alpha_1 - \alpha_2}.$$

Da ferner

$$\frac{\alpha_1}{\alpha_2} = \frac{\sin \alpha_1}{\sin \alpha_2} = \frac{n_2}{n_1},$$

so ist auch

$$\frac{\alpha_1}{\alpha_1 - \alpha_2} = \frac{n_2}{n_2 - n_1},$$

damit folgt:

$$\frac{f_2}{r} = \frac{n_2}{n_2 - n_1} \quad \text{oder} \quad f_2 = \frac{n_2 r}{n_2 - n_1}.$$

2. Der Strahl $B'C$ im 2. Mittel (Fig. 6) sei parallel der Achse OS, die er nach seiner Brechung schneide in F_1, dann ist F_1 der 1. Hauptbrennpunkt. Das Einfallslot OC bildet mit $B'C$ den Winkel α_2 (für den Strahl $B'CF_1$ ist er

Einfallswinkel), mit CF_1 den Winkel α_1; $\sphericalangle\, COF_1$ ist ebenfalls $= \sphericalangle\, \alpha_2$, $\sphericalangle\, CF_1O = \alpha_1 - \alpha_2$,

$$\frac{CF_1}{CO} = \frac{\sin\alpha_2}{\sin(\alpha_1 - \alpha_2)} = \frac{\alpha_2}{\alpha_1 - \alpha_2} = \frac{n_1}{n_2 - n_1},$$

$CO = r$, CF_1 ohne merklichen Fehler $= SF_1 = f_1$, somit

$$\frac{f_1}{r} = \frac{n_1}{n_2 - n_1}, \quad f_1 = \frac{n_1 r}{n_2 - n_1}.$$

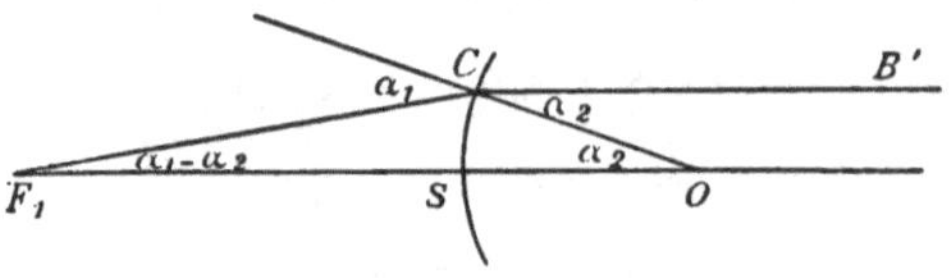

Fig. 6.

Für die Konstruktion des Bildes eines beliebigen Punktes B haben wir jetzt zwei sehr bequeme Methoden (Fig. 7). Punkt B liege von der Fläche weiter ab, als der 1. Brennpunkt. Wir wählen als den einen Strahl den Strahl BC parallel der optischen Achse, er geht nach der Brechung durch F_2; als zweiten Strahl wählen

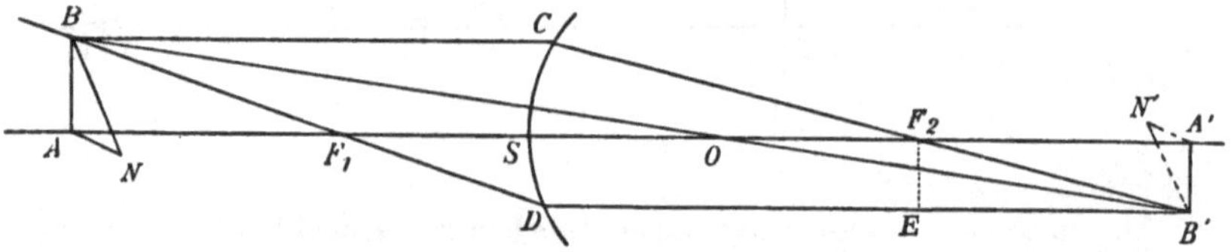

Fig. 7.

wir entweder den ungebrochen durchgehenden Richtungsstrahl BO, oder den Strahl BF_1D, der nach der Brechung parallel der Achse geht; der betreffende Schnittpunkt B' ist das Bild von B.

Die Abhängigkeit des Bildabstandes vom Objektabstand (von der brechenden Fläche gemessen) läßt sich aus Fig. 7 ableiten.

Wir können bei unseren Voraussetzungen CSD als senkrecht zur Hauptachse stehende gerade Linie ansehen. Ziehen wir $F_2E \parallel CD$, so ist:

$$\frac{BC}{F_1S} = \frac{CD}{SD} = \frac{CD}{F_2E} = \frac{DB'}{EB'} = \frac{DB'}{DB' - SF_2};$$

setzen wir den Objektabstand $BC = a$, $F_1S = f_1$, den Bildabstand $DB' = b$, $SF_2 = f_2$, so erhalten wir:

$$\frac{a}{f_1} = \frac{b}{b - f_2}, \text{ oder:}$$

$$\frac{f_1}{a} = \frac{b - f_2}{b} = 1 - \frac{f_2}{b}, \text{ oder:}$$

$$\frac{f_1}{a} + \frac{f_2}{b} = 1, \qquad 5)$$

daraus folgt:

$$b f_1 + a f_2 = a b,$$

$$b(f_1 - a) = - a f_2,$$

$$b = \frac{a f_2}{a - f_1}, \qquad 6)$$

und ganz entsprechend:

$$a = \frac{b f_1}{b - f_2}. \qquad 7)$$

Für Punkte gleichen Abstandes von der brechenden Fläche liegen auch die Bilder in gleichem Abstand. Fällen wir von B und seinem Bildpunkt B' die Senkrechten BA und $B'A'$ auf die optische Achse, so ist A' das Bild von A, die Bilder sämtlicher Punkte der Strecke BA liegen auf der Strecke $B'A'$, die Strecke $B'A'$ ist somit das Bild der Strecke BA, und zwar ist sie in unserem Fall ein umgekehrtes Bild dieser Strecke. Der Größe nach verhalten sich Bild und Objekt wie ihre Abstände vom Knotenpunkt O, denn da $\triangle BAO \sim \triangle B'A'O'$, so ist

$$\frac{BA}{B'A'} = \frac{AO}{A'O'}.$$

Daraus folgt, daß das Bild einer Figur, die in einer zur optischen Achse senkrechten Ebene liegt, der Figur geometrisch ähnlich ist.

Man denke sich in Fig. 7 die Strecke AN senkrecht zur optischen Achse in einer anderen Meridianebene, beispielsweise senkrecht zur Ebene der Zeichnung; das Bild $A'N'$ liegt dann in derselben Meridianebene parallel zu AN, aber entgegengesetzt gerichtet; da nun auch $AN : A'N' = AO : A'O'$, so ist

$$\frac{AN}{A'N'} = \frac{BA}{B'A'}, \text{ oder } \frac{AN}{AB} = \frac{A'N'}{A'B'};$$

ferner ist $\sphericalangle BAN = \sphericalangle B'A'N'$ (als Winkel, den die beiden Meridianebenen miteinander einschließen), somit $\triangle BAN \sim \triangle B'A'N'$. Da man sich jede ebene Figur aus Dreiecken zusammengesetzt denken kann, gilt der Satz allgemein.

Das Bild eines nicht auf der optischen Achse gelegenen unendlich fernen Punktes muss in gleichem Abstand von der brechenden Fläche liegen, wie der 2. Hauptbrennpunkt, also in der durch F_2 senkrecht zur optischen Achse gelegten Ebene; diese bezeichnen wir als 2. Hauptbrennebene. Das Bild irgend eines unendlich fernen Punktes liegt somit im Schnittpunkt seines

Richtungsstrahles mit der 2. Hauptbrennebene. Das ermöglicht uns, auch zu einem beliebigen Punkt der optischen Achse sehr bequem das Bild zu finden (s. Fig. 8).

Punkt A auf der optischen Achse liege weiter von der brechenden Fläche ab als F_1. Wir ziehen einen beliebigen Strahl AB nach der Kugelfläche, und zu diesem parallel einen Strahl MO, der die 2. Brennebene in C schneidet. Da wir AB und MO als Strahlen des in der Richtung OM gelegenen unendlich fernen Punktes ansehen können, muß der Strahl AB nach seiner Brechung durch den Punkt C gehen, der Punkt A', in dem der Strahl BC die optische Achse schneidet, ist dann das Bild von A.

Ebenso dient die durch F_1 senkrecht zur Achse gelegte erste Hauptbrennebene zur Konstruktion der Bilder von Achsenpunkten des zweiten Mittels.

Die von einem Punkt der 1. Brennebene ausgehenden Strahlen sind nach der Brechung alle parallel zum betreffenden Richtungs-

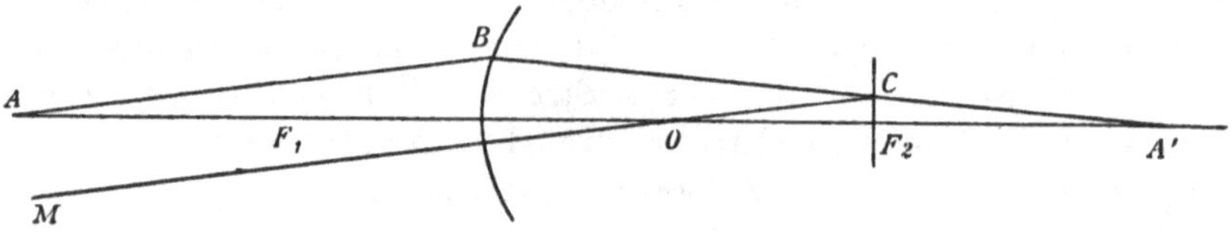

Fig. 8.

strahl, ihr Bild liegt also in unendlich großem Abstand hinter der brechenden Fläche. Das Bild einer in der ersten Hauptbrennebene liegenden Strecke liegt also unendlich weit hinter der brechenden Fläche und ist unendlich groß.

Wir können nun nach den bisherigen Betrachtungen uns leicht eine allgemeine Übersicht davon machen, wie sich für ein seinen Abstand von der brechenden Fläche stetig änderndes Objekt von bestimmter Größe die Lage und die Größe des Bildes verhält bei einem brechenden System, wo die zwei Mittel durch eine dem dünneren Mittel zugekehrte Kugelfläche getrennt sind. Fig. 1 auf Taf. I veranschaulicht diese Verhältnisse für den Fall, daß die Strahlen aus dem dünneren in das dichtere Mittel übergehen, wie z. B. aus der Luft in ein linsenloses, staroperiertes Auge. O sei der Krümmungsmittelpunkt, S der Scheitel, F_1 der vordere, F_2 der hintere Brennpunkt. Wir wollen uns vorstellen, daß ein Objekt von bestimmter Größe aus unendlicher Entfernung sich der brechenden Fläche immer mehr nähert.

Wir denken uns als Gegenstand eine senkrecht zur optischen Achse gelegene Strecke AB, deren einer Punkt A auf der optischen Achse gelegen sei, und benützen als Konstruktionsstrahlen für das Bild von B immer den Richtungsstrahl und den von B parallel zur optischen Achse gehenden Strahl, das Bild von AB ist dann immer die vom Bildpunkt B' auf die Achse gefällte Senkrechte $B'A'$. Liegt AB in unendlich großem Abstand, dann fällt der Richtungsstrahl von B mit der optischen Achse zusammen; der der Achse parallele Strahl trifft die brechende Fläche in C und geht nach der Brechung durch F_2, also ist F_2 das Bild von B. Das Bild der unendlich fernen Strecke AB ist somit unendlich klein und liegt im 2. Hauptbrennpunkt.

Lassen wir BA näher rücken, so bleibt der zur Achse parallele Strahl unverändert, das Bild von B liegt also immer auf dem gebrochenen Strahl CF_2. Ist BA in endlichem, aber immer noch großem Abstand, etwa in der Lage $B_1 A_1$, so bekommen wir ein umgekehrtes und verkleinertes Bild $B_1' A_1'$ nahe hinter F_2.

Rückt BA noch näher, so wächst der Abstand und die Größe des Bildes; ist der Objektabstand gleich der doppelten Brennweite, wie in $B_2 A_2$, so ist der Bildabstand doppelt so groß, wie die 2. Hauptbrennweite, das Bild ist umgekehrt und gleich groß wie der Gegenstand.

(Wenn der Objektabstand $a = 2f_1$, so können wir für die Gleichung $b = af_2 / a - f_1$ auch schreiben: $b = 2f_1 f_2 / 2f_1 - f_1$, also Bildabstand $b = 2f_2$; ferner:

$$\frac{A_2' B_2'}{A_2 B_2} = \frac{a + r}{b - r} = \frac{2f_1 + r}{2f_2 - r};$$

da $f_2 = f_1 + r$ (s. S. 16, Gleichung 4), so ist

$$\frac{A_2' B_2'}{A_2 B_2} = \frac{2f_1 + r}{2(f_1 + r) - r} = 1,$$

d. h. $A_2' B_2' = A_2 B_2$.)

Kommt jetzt der Gegenstand immer näher herein, so rückt der Schnittpunkt beider Strahlen immer weiter ab, das Bild wird immer größer.

Rückt B in die erste Hauptbrennebene, so wird der Richtungsstrahl von B dem Strahl CF_2 parallel; er schneidet ihn in unendlicher Entfernung, das Bild von B liegt also unendlich fern in der Richtung CF_2. Das Bild von AB ist jetzt unendlich fern hinter der brechenden Fläche und unendlich groß. Lassen wir den Gegenstand noch näher heranrücken, innerhalb der

1. Hauptbrennweite, z. B. in die Stellung $B_3 A_3$, dann schneidet der Richtungsstrahl den andern nicht mehr auf der Seite des 2. Mittels, sondern in der Verlängerung nach rückwärts auf derselben Seite der Achse, wir erhalten in „negativem Bildabstand" ein virtuelles, aufrechtes, vergrößertes Bild $B_3' A_3'$, das umso weiter von der Kugelfläche entfernt und umso größer ist, je näher das Objekt der 1. Hauptbrennebene liegt. Je näher das Objekt an die Kugelfläche rückt, umso näher rückt ihr auch das virtuelle Bild, und seine Größe nähert sich immer mehr der Größe des Objektes, bis der Gegenstand in die brechende Fläche gelangt und damit der Schnittpunkt der von B ausgehenden Strahlen selbst in die brechende Fläche fällt. An der brechenden Fläche sind also Bild und Gegenstand gleich groß und gleich gerichtet, sie fallen hier zusammen.

Wir können nun das Objekt AB seine Wanderung auch noch jenseits der brechenden Fläche als gedachtes (virtuelles) Objekt fortsetzen lassen; wir sprechen dann auch von „negativem Objektabstand". Das Objekt befinde sich in der Lage $B_4 A_4$ zwischen der brechenden Fläche und dem Knotenpunkt, wir haben dann für die im 1. Mittel gegen B_4 gerichteten Strahlen ihren Vereinigungspunkt zu bestimmen. Diese Strahlen treffen also im Mittel I konvergent auf die brechende Fläche, das ist in Wirklichkeit nur möglich, wenn die Strahlen vorher von einem leuchtenden Punkt in einem andern Mittel ausgegangen und durch eine brechende Fläche in unser Mittel I eingetreten sind. Der im Mittel II liegende Vereinigungspunkt der im Mittel I gegen B_4 konvergierenden Strahlen ist dann auch wieder das Bild von B_4, und wir finden es genau wie vorher durch Bestimmung des Schnittpunktes unserer Konstruktionsstrahlen $B_4 O$ und CF_2, der Schnittpunkt B_4' ist dann ein wirkliches (reelles) Bild des gedachten (virtuellen) Objektpunktes B_4, denn die Strahlen $B_4 O$ und CF_2 sind die wirkliche Fortsetzung zweier gegen B_4 gerichteter Strahlen des ersten Mittels. Von der virtuellen Strecke $B_4 A_4$ erhalten wir ein reelles, aufrechtes, verkleinertes Bild $B_4' A_4'$, dessen Abstand von der Kugelfläche größer ist als der (negative) Objektabstand. Kommt das Objekt in die durch O senkrecht zur Hauptachse gelegte — als Knotenpunktebene bezeichnete — Ebene, also in die Lage $B_5 O$, so daß A mit dem Knotenpunkt O und die Objektstrecke mit dem Richtungsstrahl von B_5 zusammenfällt, so fällt das Bild $B_5' O$ der Richtung und Lage nach mit dem Objekt zusammen, ist aber kleiner, es verhält sich zum Objekt wie die erste Hauptbrennweite zur zweiten, oder wie die Brechungszahl des 1. zu der des 2. Mittels.

$$\frac{B_5'O}{B_5O} = \frac{B_5'O}{CS} = \frac{OF_2}{SF_2} = \frac{f_2 - r}{f_2} = \frac{f_1}{f_2} = \frac{n_1}{n_2}$$

Wandert nun das Objekt immer weiter, so rückt sein aufrechtes Bild immer näher dem 2. Hauptbrennpunkt und wird immer kleiner; wird der negative Objektsabstand unendlich groß, so fällt das Bild in den 2. Hauptbrennpunkt. Wir sind damit wieder bei unserem Ausgangspunkt angelangt; Strahlen, die nach einem Punkt in negativ unendlichem Abstand gerichtet sind, sind identisch mit gleichgerichteten Strahlen, die von einem Punkt in positiv unendlichem Abstand herkommen.

Diese Betrachtungen können wir mit Hilfe der Fig. 9 sehr leicht auch auf den Fall übertragen, daß die Lichtstrahlen aus

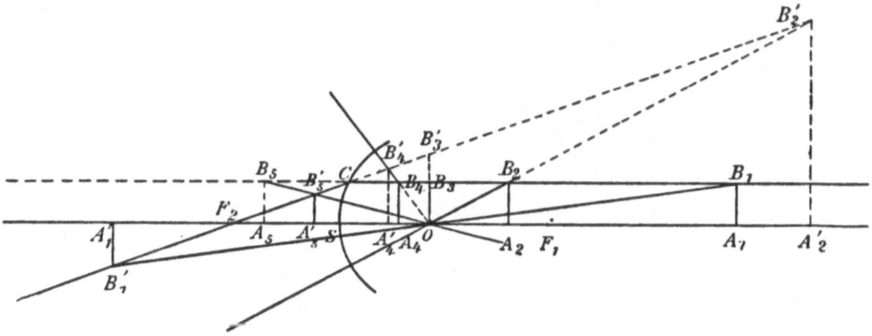

Fig. 9.

dem dichteren Mittel in das dünnere übergehen, wie aus dem linsenlosen Auge in Luft. Wir lassen bei demselben brechenden System einfach das Bild BA von der rechten Seite hereinrücken und benützen ganz ebenso wie vorher als Konstruktionsstrahlen den der Hauptachse parallelen Strahl BC und den Richtungsstrahl BO. Das Mittel, aus dem die Strahlen wirklich herkommen, bezeichnet man in der Regel als Mittel I, wir würden darnach jetzt das rechts gelegene optisch dichtere Mittel als erstes, das linke als zweites Mittel und ebenso den auf der konkaven Seite der Kugelfläche gelegenen Hauptbrennpunkt F_1 als den ersten, den andern als zweiten Hauptbrennpunkt bezeichnen.

Wandert AB von ∞ bis F_1, so wandert das umgekehrte reelle Bild von F_2 bis ∞ und wächst von Punktgröße zu unendlicher Größe.

Wandert AB von F_1 bis zur brechenden Fläche, so wandert das aufrechte, virtuelle Bild von rückwärts (negativ) Unendlich bis zur brechenden Fläche, seine Größe verringert sich von unendlicher Größe bis zur Objektgröße; liegt AB in der Knotenpunktsebene, so fallen Bild und Objekt zusammen, der Größe nach verhält sich das Bild zum Objekt wie die Brechungszahl des dichteren zu der des dünneren Mittels. Zwischen Knotenpunkt und brechender Fläche liegt das Bild näher bei dieser als das Objekt, s. Fig. 9 $B_4 A_4$ und $B_4' A_4'$. (Beispiel: Vordere Kammer jedes Auges; das Bild der Pupille ist grösser und der Hornhaut etwas näher als die wirkliche Pupille, die vordere Kammer erscheint daher flacher als sie ist.)

Wandert AB als virtuelles Objekt in „negativem Objektsabstand" bis ∞, so wandert das reelle aufrechte Bild von der Fläche bis F_2, es nimmt ab von Objektgröße bis Punktgröße.

Das bisher besprochene optische System bezeichnen wir als einfaches lichtsammelndes („kollektives") System, da die von einem Punkt ausgehenden (oder nach einem Punkt hin gerichteten) Strahlen durch die Brechung entweder konvergent gemacht, also gesammelt, oder weniger divergent gemacht werden, was als „relative Konvergenz" betrachtet werden kann. Nur wenn das Objekt zwischen brechender Fläche und Knotenpunkt liegt, wie $B_4 A_4$ in Fig. 1, Taf. I und Fig. 9, wird das von B_4 ausgehende (Fig. 9) oder nach B_4 gerichtete (Fig. 1, Taf. I) Strahlenbündel durch die Brechung stärker divergent oder schwächer konvergent gemacht.

Wir kommen jetzt zum

II. Hauptfall: Die Konvexität der kugligen Trennungsfläche sei dem optisch dichteren Mittel zugekehrt: **Einfaches lichtzerstreuendes System.**

Wir wollen hier gleich die Lage der Hauptbrennpunkte bestimmen.

In Fig. 10 sei S der Scheitel, O der im dünneren Mittel gelegene Krümmungsmittelpunkt der brechenden Kugelfläche. Für einen der Hauptachse parallelen Strahl BC im dünneren Mittel I ist der Brechungswinkel kleiner als der Einfallswinkel, er wird daher dem Einfallslote zu gebrochen, da dieses aber nach dem 2. Mittel hin divergent gegen die Achse ist, so wird auch der gebrochene Strahl divergent, die Konstruktion des Strahles ergibt eine Richtung, die nur in der Verlängerung nach rückwärts die Hauptachse schneidet, dieser Schnittpunkt ist der zweite Hauptbrennpunkt F_2. Die vom unendlich fernen Achsenpunkt des 1. Mittels kommenden parallelen Strahlen haben also nach der Brechung eine Richtung, als ob sie von dem in „negativem Bildabstand“ gelegenen virtuellen Hauptbrennpunkt F_2 herkämen.

Strahlen, die im 2. Mittel der Achse parallel gehen, haben im 1. Mittel die Richtung nach dem (im 2. Mittel gelegenen) virtuellen Hauptbrennpunkt F_1.

Für ein aus unendlicher Ferne im 1. Mittel hereinrückendes, senkrecht zur Hauptachse gerichtetes Objekt AB können wir uns das Verhalten des zugehörigen Bildes ebenso veranschaulichen, wie im vorigen Fall. Der achsenparallele Strahl BC (s. Fig. 10) hat im 2. Mittel eine Richtung, als ob er von dem rückwärts gelegenen 2. Hauptbrennpunkt F_2 herkäme, der Schnittpunkt dieses Strahles

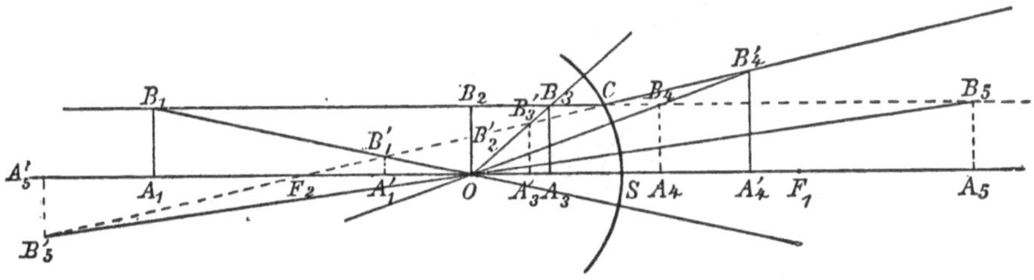

Fig. 10.

mit dem jeweiligen Richtungsstrahl BO ist wieder das Bild von B. Wandert AB von ∞ bis zur brechenden Fläche, so wandert das auf derselben Seite gelegene aufrechte virtuelle Bild von F_2 bis zur Fläche und wächst von Punktgröße zu Objektgröße; in der Knotenpunktsebene fallen Bild und Objekt der Lage nach zusammen, das Bild verhält sich zum Objekt wie die Brechungszahl des 1. zu der des 2. Mittels. Zwischen O und S bleibt das Bild erst hinter dem Objekt zurück und holt es dann allmählich wieder ein; in der brechenden Fläche fallen Objekt und Bild der Lage und Grösse nach zusammen.

Wandert AB als virtuelles Objekt in „negativem Objektabstand“ weiter bis in die 1. Hauptbrennebene, so wandert sein aufrechtes reelles Bild von der Trennungsfläche bis ∞ im 2. Mittel und wächst von Objektgröße zu unendlicher Größe. Wandert das virtuelle Objekt von der 1. Hauptbrennebene bis in negativ unendlichen Objektabstand, so wandert sein virtuelles umgekehrtes Bild aus negativ unendlichem Bildabstand (im

1. Mittel) bis F_2 und nimmt von unendlicher Größe bis Punktgröße ab.

Fig. 11 erläutert die Verhältnisse zwischen Objekt und Bild für den Fall, daß das Objekt aus unendlicher Ferne im (rechtsgelegenen) dichteren Mittel nach der Trennungsfläche und jenseits dieser als virtuelles Objekt bis in negativ unendlichen Abstand rückt.

Dieses durch Fig. 10 und 11 veranschaulichte System bezeichnen wir als einfaches lichtzerstreuendes optisches System; die von einem Punkt ausgehenden Strahlen werden durch die Brechung stärker divergent gemacht, die nach einem Punkt jenseits der brechenden Fläche hinzielenden Strahlen werden schwächer

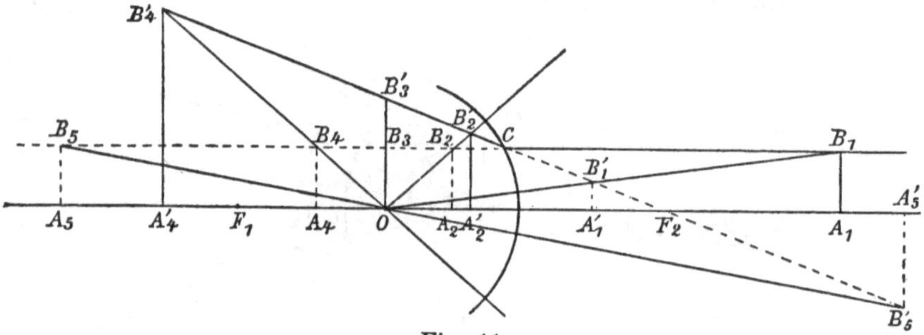

Fig. 11.

konvergent (also „relativ divergent“) oder parallel oder absolut divergent gemacht.

Nur bei Lage des (reellen oder virtuellen) Objektes zwischen brechender Fläche und Knotenpunkt wirkt das System lichtsammelnd.

Die an den Figuren 9—12 erläuterten Verhältnisse lassen sich auch mit einfachen Modellen veranschaulichen: Man zeichnet die Figuren unter Weglassung der Richtungsstrahlen auf weiße Pappe, durchbohrt die Pappe im Knotenpunkt O und steckt von hinten her eine Öse (z. B. eines Handschuhknöpfchens) durch die Pappe; durch die Öse wird ein Draht (dünne Stricknadel) gesteckt, der den Richtungsstrahl vertritt. Der Schnittpunkt des Drahtes mit dem Strahl BC ist der jeweilige Objektpunkt, sein Schnittpunkt mit dem gebrochenen Strahl CF_2 der zugehörige Bildpunkt; durch Drehung des Drahtes kann man den Objektpunkt beliebig verschieben und die entsprechende Wanderung des zugehörigen Bildpunktes unmittelbar zeigen — soweit der Draht reicht.

Grenzfall: Brechung an einer ebenen Fläche.

Lassen wir den Halbmesser einer Kugelfläche wachsen, bis er unendlich groß wird, so geht die Kugelfläche in eine ebene

Fläche über; wir können uns diese ebensogut aus einer gegen das dünnere Mittel wie aus einer gegen das dichtere Mittel konvexen Kugelfläche enstanden denken, die Ebene bildet also den Grenzfall zwischen unsern beiden Hauptfällen. Auch bei der Brechung an einer ebenen Fläche bleibt ein homozentrisches Strahlenbündel homozentrisch, wenn alle Strahlen nur kleine Winkel mit dem senkrecht einfallenden Strahl, d. h. dem Richtungsstrahl, bilden. Da hier der Krümmungsmittelpunkt und damit auch die Hauptbrennpunkte unendlich fern sind, können wir sie nicht zur Konstruktion optischer Bilder benützen. Es besteht aber hier ein sehr einfaches Verhältnis zwischen Objekt- und Bildlage eines Punktes: Der Bildabstand verhält sich zum Objektabstand wie die Brechungszahl des zweiten zu der des ersten Mittels und das Bild liegt stets auf derselben Seite der brechenden Fläche, wie das Objekt.

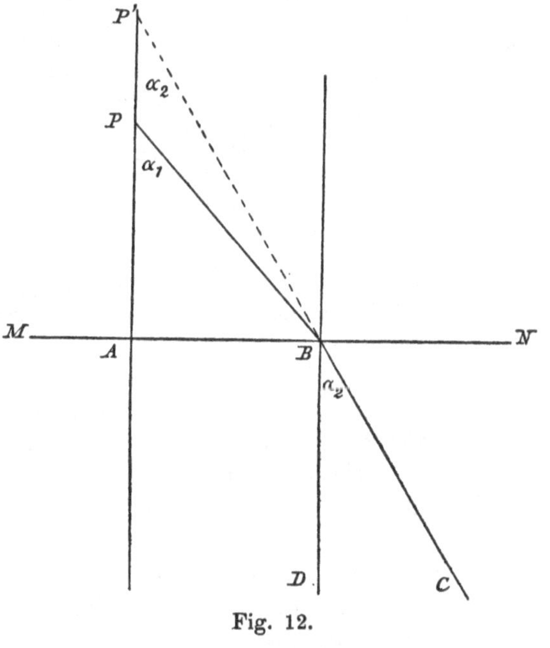

Fig. 12.

In Fig. 12 sei MN der Durchschnitt einer ebenen Trennungsfläche zwischen zwei Mitteln mit den Brechungszahlen n_1 und n_2, wobei das erste Mittel das dünnere sei (also $n_1 < n_2$); für Punkt P im ersten Mittel wollen wir den Bildpunkt bestimmen. Wir ziehen den senkrecht einfallenden Strahl PA, der ungebrochen weitergeht, und konstruieren für irgend einen andern Strahl PB mit dem Einfallswinkel α_1 nach der S. 9 beschriebenen Methode den gebrochenen Strahl BC, der mit dem Einfallslot den Brechungswinkel $CBD = \alpha_2$ bildet; der Strahl BC schneidet in seiner Verlängerung nach rückwärts den Strahl PA in dem virtuellen Bildpunkt P'. Nun ist

1) $$\frac{AB}{AP} = \operatorname{tg} \alpha_1 \quad \text{oder} = \frac{\sin \alpha_1}{\cos \alpha_1},$$

2) $$\frac{AB}{AP'} = \operatorname{tg} \alpha_2 \quad \text{oder} = \frac{\sin \alpha_2}{\cos \alpha_2},$$

dividiert man (1) durch (2), so erhält man

$$\frac{AP'}{AP} = \frac{\sin\alpha_1 \cos\alpha_2}{\cos\alpha_1 \sin\alpha_2}.$$

Setzen wir den Objektsabstand $AP = a$, den Bildabstand $AP' = b$, ferner $\sin\alpha_1 / \sin\alpha_2 = n_2/n_1$ (nach dem Brechungsgesetz), so erhalten wir

$$\frac{b}{a} = \frac{n_2}{n_1} \cdot \frac{\cos\alpha_2}{\cos\alpha_1}.$$

Unter der Voraussetzung, daß die einfallenden Strahlen nur kleine Winkel mit dem Einfallslote bilden, also als annähernd gleich lang betrachtet werden können, ist das Verhältnis $AP/BP = \cos\alpha_1$, sowie $AP'/BP' = \cos\alpha_2$ nicht merklich von 1 verschieden, wir erhalten dann

$$\frac{b}{a} = \frac{n_2}{n_1} \text{ oder } b = \frac{n_2 a}{n_1}.$$

Liegt der leuchtende Punkt im dünneren Mittel, ist also $n_1 < n_2$, wie in unserem Fall, so ist $n_2/n_1 > 1$, also $b > a$, d. h. das Bild liegt weiter von der Fläche ab, als der Gegenstand. (Bestehen z. B. die beiden Mittel aus Luft und aus Glas vom Brechungsindex 1,5, so ist für den Übergang der Strahlen aus Luft in Glas $n_1 = 1$, $n_2 = 1{,}5$, also $b = 1{,}5\,a$.)

Liegt der Punkt im dichteren Mittel, ist also $n_1 > n_2$, so ist $n_2/n_1 < 1$ und $b < a$, d. h. das virtuelle Bild liegt der Fläche näher als der Gegenstand. (Für den Übergang von Lichtstrahlen aus Glas in Luft ist $n_1 = 1{,}5$, $n_2 = 1$, $b = \frac{2}{3}a$. Für den Übergang von Strahlen aus Wasser in Luft ist $n_1 = \frac{4}{3}$, $n_2 = 1$, $b = \frac{3}{4}a$.; die scheinbare Tiefe eines Teiches, auf dessen Grund man senkrecht durch die Wasserfläche blickt, beträgt $\frac{3}{4}$ der wirklichen Tiefe.)

Das Verhalten eines konvergent auf eine ebene Fläche treffenden Strahlenbündels (das also gegen einen virtuellen Objektpunkt gerichtet ist) kann man sich auch leicht mit einer Zeichnung klar machen; man bekommt einen reellen Bildpunkt. Praktisch kommt der Fall für uns nicht in Betracht.

Das Bild einer ebenen Figur, die parallel der brechenden Fläche liegt, ist gleich groß und gleich gerichtet wie das Objekt (da die Richtungsstrahlen aller Punkte einander parallel sind). Das Bild ist virtuell bei positivem, reell bei negativem Objektabstande.

b) Lichtbrechung an mehreren Kugelflächen.

Die bisherigen Betrachtungen können wir auch auf Systeme mit mehreren durch Kugelflächen getrennten optischen Mitteln ausdehnen. Wir wollen uns dabei auf die Fälle beschränken, wo sämtliche Hauptachsen der brechenden Flächen in einer geraden Linie liegen, auf ein sogenanntes zentriertes dioptisches System.

Wir hätten nun auch hier die Aufgabe zu lösen, zu einem leuchtenden Punkt im 1. Mittel sein Bild im letzten Mittel zu finden, d. h. den Schnittpunkt der in das letzte Mittel eingetretenen Strahlen — gleichgültig ob dieser selbst wirklich im letzten Mittel liegt oder virtuell wird — zu bestimmen. Wir könnten diese Aufgabe zunächst stufenweise lösen, indem wir uns das komplizierte optische System zerlegt denken in einfache optische Systeme; und zuerst für die beiden Mittel I und II durch Konstruktion oder durch Berechnung die Lage des Bildes im 2. Mittel bestimmen. Das Bild im 2. Mittel betrachten wir dann als neues (wirkliches oder virtuelles) Objekt für das System II und III und bestimmen das Bild im Mittel III u. s. w.

Wir könnten so für jeden Punkt im 1. Mittel den Gang der Lichtstrahlen im letzten Mittel finden.

Mittelst der Hauptbrennpunkte der Teilsysteme können wir hier auch 2 Hauptbrennpunkte für das ganze System bestimmen, den zweiten Hauptbrennpunkt als den Bildpunkt des unendlich fernen Achsenpunktes des 1. Mittels, den ersten Hauptbrennpunkt als Bildpunkt des unendlich fernen Achsenpunktes des letzten Mittels. Jetzt läßt sich aber nicht mit Hilfe dieser Hauptbrennpunkte ohne weiteres das Bild für irgend einen anderen Punkt finden, denn wir können nicht unmittelbar den Punkt angeben, in dem ein im 1. Mittel achsenparalleler Strahl die letzte brechende Fläche trifft, um dann von diesem aus durch den 2. Hauptbrennpunkt zugehen.

Nun hat aber Gauss 1841 gezeigt, daß wir in jedem zentrierten optischen System mittelst der Brennweiten der Teilsysteme und der Abstände der brechenden Flächen von einander zwei senkrecht zur Hauptachse gelegene Ebenen bestimmen können, deren eine das gleichgerichtete und gleich große Bild der anderen darstellt; ein Objekt, das in der einen Ebene liegt, hat sein gleichgerichtetes und gleich großes Bild in der anderen Ebene. Diese beiden Ebenen bezeichnen wir als **Hauptebenen**, ihre Schnittpunkte mit der Hauptachse als **Hauptpunkte.** Die zwei Hauptebenen vertreten zusammen die Eigenschaften der brechenden Fläche eines einfachen dioptrischen Systems. Der Abstand des 1. Hauptbrennpunktes vom 1. Hauptpunkt ist die 1. Hauptbrennweite, der Abstand des 2. Hauptbrennpunktes vom 2. Hauptpunkt die 2. Hauptbrennweite des zusammengesetzten Systems.

Liegt der 1. Hauptbrennpunkt vor der 1. Hauptebene, und der 2. Hauptbrennpunkt hinter der 2. Hauptebene, so sind die Hauptbrennweiten positiv, die Hauptbrennpunkte sind reelle Bilder der unendlich fernen Achsenpunkte des ersten und letzten Mittels, das brechende System ist lichtsammelnd.

Liegt der 1. Hauptbrennpunkt hinter der 2. Hauptebene, und der 2. Hauptbrennpunkt vor der 1. Hauptebene, so sind die Hauptbrennweiten negativ, die Hauptbrennpunkte sind virtuelle Bilder der unendlich fernen Achsenpunkte, das System ist lichtzerstreuend.

Auch hier gilt, wie bei einem einfachen dioptrischen System, der Satz:

Die 1. Hauptbrennweite verhält sich zur 2. wie die Brechungszahl des 1. zu der des letzten Mittels: $f:f' = n:n'$.

Die mathematische Ableitung der Lage der Hauptebenen müssen wir uns im Interesse der Kürze hier versagen; wer sich genauer unterrichten will, möge die „Physiologische Optik" von HELMHOLTZ oder die leicht fassliche Darstellung in HIRSCHBERG's „Einführung in die Augenheilkunde" studieren.

Strahlen, die im 1. Mittel nach einem Punkt der ersten Hauptebene gerichtet sind, haben im letzten Mittel eine Richtung, als ob sie von dem in der 2. Hauptebene in gleicher Richtung

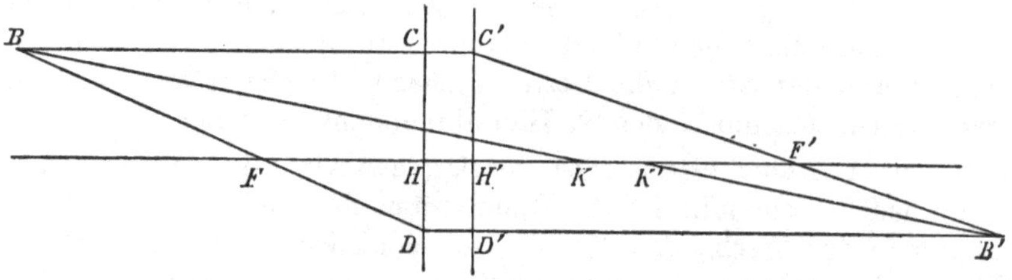

Fig. 13.

und gleichem Abstand von der Hauptachse gelegenen Bild jenes Punktes herkämen.

In einem zusammengesetzten lichtsammelnden System mit den Hauptpunkten H und H' und den beiden Hauptbrennpunkten F und F' (Fig. 13) können wir jetzt für irgend einen Punkt B im 1. Mittel sein Bild im letzten Mittel bequem finden. Der die 1. Hauptebene in C treffende achsenparallele Strahl BC ist zugleich ein Strahl des Punktes C und geht also im letzten Mittel von C' (dem Bild von C) aus durch F'. Der Strahl BF trifft die 1. Hauptebene in D und geht von dessen Bildpunkt D' aus im letzten Mittel parallel der Hauptachse; da D und D' gleichen Abstand von der Hauptachse haben, so können wir den gebrochenen Strahl gleich von D aus parallel zur Hauptachse ziehen, wo dieser den Strahl $C'F'$ schneidet, liegt das Bild B' des Punktes B. Wir haben bei einem solchen System noch zwei konjugierte Punkte, die ebenfalls zusammen einen einzelnen Punkt in unserm einfachen System, nämlich den Knotenpunkt vertreten. Diese beiden, von LISTING 1845 gefundenen Punkte heißen 1. und 2. Knotenpunkt. Ein Strahl, der im ersten Mittel nach dem ersten Knotenpunkt gerichtet ist, geht im letzten Mittel parallel zur ursprünglichen Richtung weiter, und zwar so, als ob er von dem 2. Knotenpunkt herkäme. Die Lage der Knotenpunkte ist abhängig von der Lage der Hauptpunkte und der Hauptbrennpunkte; wenn diese bestimmt sind, so sind auch die Knotenpunkte bestimmt. Der Abstand des hinteren Knotenpunktes K' vom hinteren Hauptbrennpunkt ist gleich der vorderen Brennweite, also $F'K' = FH = f$; ebenso ist der Abstand des vorderen Knotenpunktes vom vorderen Hauptbrennpunkt gleich der 2. Hauptbrennweite, $FK = F'H' = f'$. Da $FH + HH' + H'F' = FK + KK' + K'F'$, so ist $KK' = HH'$, d. h. die beiden Knotenpunkte sind ebenso weit von einander entfernt wie die beiden Hauptpunkte.

Der Strahl BK geht im letzten Mittel von K' parallel seiner ursprünglichen Richtung weiter nach B'; der vor der 1. brechenden Fläche gelegene Teil von BK und der im letzten Mittel gelegene Teil von $K'B'$ gehören dem kürzesten von B nach B' gelangenden Strahle an, den wir als Richtungsstrahl bezeichnen, gerade wie bei einem einfachen System den durch den Knotenpunkt gehenden Strahl; wir können BK und $K'B'$ auch in derselben Weise zur Bildkonstruktion benutzen. Wenn die Brechungszahl des letzten Mittels größer ist als die des ersten, so liegen die Knotenpunkte nach der Seite des letzten Mittels von den Hauptebenen aus (entsprechend der Lage des Knotenpunktes im einfachen System).

Bezeichnen wir mit a den Abstand des Objektes von der 1. Hauptebene, mit b den Abstand des Bildes von der 2. Hauptebene, so gilt für die Beziehung zwischen Objekt- und Bildabstand dieselbe Gleichung wie beim einfachen System:

$$\frac{f}{a} + \frac{f'}{b} = 1$$

Wir können die bei den einfachen optischen Systemen angestellten Betrachtungen ohne weiteres auf die zusammengesetzten Systeme übertragen, wir haben nur statt der einen brechenden Fläche und des einen Knotenpunktes im einfachen System zwei Hauptebenen und zwei Knotenpunkte im zusammengesetzten System.

Die zwei Hauptbrennpunkte, Hauptpunkte und Knotenpunkte eines zusammengesetzten dioptrischen Systems bezeichnet man als die 6 **Kardinalpunkte.** Die gegebenen Grössen, von denen die Lage der Kardinalpunkte abhängt, also Krümmungsradien und Abstände der brechenden Flächen von einander, und die Brechungszahlen der brechenden Mittel, nennt man die optischen Konstanten des Systemes.

Die Bildkonstruktion bei einem lichtzerstreuenden zusammengesetzten System verhält sich zu der bei einem einfachen Zerstreuungssystem ebenso wie die Bildkonstruktion bei einem zusammengesetzten zu der bei einem einfachen Sammelsystem; sie kommt für uns nur bei den Linsen in Betracht und wird bei diesen besprochen.

Wenn das letzte Mittel eines zusammengesetzten Systems gleich dem 1. Mittel ist, also $n' = n$, so werden auch die beiden Hauptbrennweiten gleich (da $f : f'' = n : n'$) und damit auch $F'K' = FH = F'H' = FK$ (s. S. 31), d. h. die Knotenpunkte fallen mit den Hauptpunkten zusammen. Das ist bei den Linsen der Fall.

c) Maß der Brechkraft dioptrischer Systeme.

Die Hauptbrennweiten eines dioptrischen Systems sind umso kürzer, je stärker die Strahlen eines Lichtbündels von ihrer ursprünglichen Richtung abgelenkt oder gebrochen werden, d. h. je stärker die Brechkraft des Systems ist; die Brechkraft steht im umgekehrten Verhältnis zur Hauptbrennweite, sie ist bei Systemen, bei denen das erste Mittel nicht gleich dem letzten Mittel ist, verschieden, je nach dem die Strahlen in der einen oder in der andern Richtung durch das System gehen. Wir bezeichnen die Brechkraft gerade so wie die Hauptbrennweite als positiv, wenn das System lichtsammelnd wirkt, als negativ, wenn es zerstreuend wirkt. Als Maßeinheit der Brechkraft dient jetzt in der Ophthalmologie die Brechkraft, die einer Hauptbrennweite von 1 Meter entspricht, diese Einheit wurde von Nagel zunächst als Maßeinheit für die Brechkraft der Linsen vorgeschlagen und Meterlinse genannt: von Monoyer wurde sie mit dem jetzt allgemein angenommenen Ausdruck Dioptrie (= dioptrische Einheit, Brechungseinheit) bezeichnet. Eine Dioptrie bedeutet also die Brechkraft eines dioptrischen Systems für eine bestimmte Strahlenrichtung, wenn die hintere Hauptbrennweite für diese Richtung gleich 1 m; einer Hauptbrennweite von $^1/_2$ m, $^1/_3$ m u. s. w. entspricht eine Brechkraft von 2 Dioptrien, 3 Dioptrien u. s. w. Bei Systemen, in denen das erste Mittel gleich dem letzten ist, wie bei den Linsen, ist auch die Brechkraft für beide Strahlenrichtungen gleich, eine Linse hat also nur einerlei Brechkraft. Wir bezeichnen die Brechkraft bei positiver Hauptbrennnweite von 1 m, $^1/_2$ m, $^1/_3$ m u. s. w. kurz mit **+ 1 D, + 2 D, + 3 D** u. s. w., und die Brechkraft bei negativer Hauptbrennweite von 1 m, $^1/_2$ m, $^1/_3$ m u. s. w. mit **— 1 D, — 2 D, — 3 D** u. s. w.; man schreibt oft auch nur **+ 1,0, + 2,0,** oder **— 1,0, — 2,0** u. s. w., die Dezimalstelle dient bei dieser Bezeichnung zur Unterscheidung von der früher üblichen Numerierung der Brillengläser nach dem Krümmungsradius ihrer Oberflächen im Zollmaß (s. u. S. 65).

d) Optisches Bild und Beleuchtungsbild.

Das von einem dioptrischen System entworfene reelle oder virtuelle optische Bild eines Punktes (s. S. 14) wird von einem Auge unmittelbar wahrgenommen, wenn dieses sich im Bereich des von dem Bildpunkt ausgehenden Strahlenkegels befindet. Ein reelles Bild kann mittelbar für jedes Auge sichtbar gemacht werden, wenn man es auf einem Schirm auffängt, so dass auf diesem ein Punkt beleuchtet wird, der wieder nach allen Seiten Licht aussendet. Wenn der Schirm genau am Ort des optischen Bildes angebracht wird, so fällt das Beleuchtungsbild auf dem Schirm mit dem optischen Bild zusammen. Ebenso kann jedes reelle ebene optische Bild eines Gegenstandes (das Bild eines Gegenstandes, der in einer zur optischen Achse des Systems senkrechten Ebene liegt) als scharfes Beleuchtungsbild auf einem Schirm aufgefangen und als solches allgemein sichtbar gemacht werden. Das optische Bild eines nicht ebenen, körperlichen Gegenstandes dagegen ist ebenfalls körperlich; wird es auf einem ebenen Schirm aufgefangen, so ist das hier entstehende Beleuchtungsbild nicht identisch mit dem optischen Bild des Gegenstandes, da auf dem Schirm nur von den Punkten ein scharfes (punktförmiges) Beleuchtungsbild entsteht, deren optisches Bild genau in den Schirm fällt; von allen andern Punkten werden auf dem Schirm nicht wieder Punkte, sondern kleinere oder grössere Flächenstücke beleuchtet, deren Form von dem Querschnitt der zugehörigen Strahlenbündel abhängt.

Fig. 14 möge das Verhältnis zwischen optischem Bild und Beleuchtungsbild veranschaulichen. In einem einfachen lichtsammelnden System sei A' das reelle Bild von A, B' das Bild eines etwas näher der Fläche gelegenen Punktes B. Wir wollen die durch einen leuchtenden Punkt senkrecht zur optischen Achse gelegte Ebene kurz als Objektebene, die durch einen Bildpunkt senkrecht zur Achse gelegte Ebene als Bildebene bezeichnen. Auf einem Schirm in der Bildebene von A' wird A' als scharfer Punkt erscheinen, während der nach B' gehende Strahlenkegel von dem Schirm so abgeschnitten wird, daß auf diesem eine Kreisfläche entsteht, wenn die brechende Kugelfläche kreisförmig begrenzt ist. Ein solches Flächenstück, das durch ein von einem Punkt ausgehendes Strahlenbündel beleuchtet wird, bezeichnen wir als Zerstreungsfeld, und wenn es kreisförmig ist, als Zerstreuungskreis. Die Lichtlinie AB würde auf dem Schirm nicht eine scharfe Lichtlinie geben, sondern einen Lichtstreif, der bei A' scharf wäre, nach oben aber

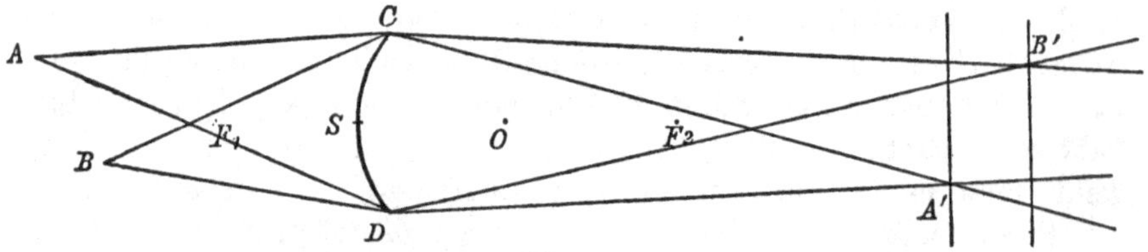

Fig. 14.

sich allmählich verbreiterte bis zur Breite des dem Punkt B entsprechenden Zerstreungskreises, dabei würde die Helligkeit des Lichtstreifs von unten nach oben mit der Vergrößerung der Zerstreuungskreise abnehmen. Von einer gleichmäßig hellen Flächenfigur in der Objektebene von B würde das Zerstreungsbild auf dem Schirm in der Mitte gleichmäßig hell erscheinen, während es am Rande allmählich in die Helligkeit des Grundes übergeht, also verwaschene Ränder hat.

Wird der Schirm in die Bildebene von B' gebracht, so erscheint B' scharf, während die in A' zum optischen Bild vereinigten Strahlen bereits wieder divergent geworden sind, also jetzt auf dem Schirm einen Zerstreuungskreis bilden.

Je größer der Abstand eines körperlichen Gegenstandes ist im Verhältnis zur Brennweite des dioptrischen Systemes, um so geringer wird der Tiefenunterschied der einzelnen Bildpunkte, und um so schärfer werden die einzelnen Teile des Beleuchtungsbildes auf einem in entsprechendem Abstand angebrachten Schirm. (Wir kommen darauf bei Besprechung der optischen Bedingungen des Sehens zurück.)

Die Bilddeutlichkeit hängt ab von dem Verhältnis der Größe der Zerstreuungskreise zur Größe des Bildes.

C. Astigmatische Lichtbrechung.

a) Astigmatisch brechende Flächen: Tori.

Die brechenden Flächen des Auges, namentlich die Hornhaut, weichen oft von einer homozentrisch brechenden Fläche ab, so daß ein von einem Punkte ausgehendes Strahlenbündel sich nach der Brechung nicht wieder in einem Punkt vereinigt. Zeigt die Abweichung einer solchen Fläche eine gewisse Regelmäßigkeit, so daß der Strahlengang nach der Brechung noch bestimmbar ist, so sprechen wir von regelmäßigem Astigmatismus (von ἀ und στίγμα, Punkt). Ein solcher Fall liegt vor, wenn eine brechende Fläche nicht in allen Meridianen gleich gekrümmt ist, sondern in einem Meridian am stärksten und in dem darauf senkrechten am schwächsten, mit stetigem Übergang der Krümmung zwischen diesen beiden Meridianen, den sog. Hauptmeridianen der astigmatisch brechenden Fläche, die wir auch als torische Fläche bezeichnen (torus, Pfühl). Denken wir uns ein Auge von oben und unten her zusammengedrückt, so würde die Hornhaut in senkrechter Richtung stärker gekrümmt werden, als in wagrechter, sie würde eine astigmatische oder torische Fläche darstellen.

Wir können uns torische Flächen auch als kleine Abschnitte gewisser Drehungsflächen denken. Lassen wir z. B. (Fig. 15) einen Kreis vom Radius $OS = r$ um eine zu OS senkrechte Sehne MN rotieren, deren Abstand CO vom Kreismittelpunkt gleich d sei, so entsteht eine Drehungsfläche mit einem äußeren und einem inneren Teil. Denken wir uns von der äußeren Fläche durch eine zur Drehungsachse parallele Ebene ein Stück abgeschnitten, dessen Scheitel S sei, so schneidet der durch S gehende (in der Ebene der Zeichnung liegende) Meridian der Drehungsfläche jenes Flächenstück in der Kreislinie ASB, dieser Durchschnitt ASB ist der Hauptmeridian stärkster Krümmung des Flächenstückes (Krümmungshalbmesser $= r$); der senkrecht dazu liegende „Meridian“ des Flächenstückes (der im „Äquator“ der Drehungsfläche liegt) ist der Hauptmeridian schwächster Krümmung (Krümmungshalbmesser $= r + d$).

Für einen entsprechenden Abschnitt DG der inneren Fläche ist der in der Zeichenebene liegende Meridian DEG (mit Krümmungshalbmesser r) der

Hauptmeridian **schwächster Krümmung** und der dazu senkrechte der Hauptmeridian **stärkster Krümmung** (Krümmungshalbmesser $EC = r - d$).

Auch aus einer durch Rotation eines Kreises um eine Tangente oder um eine außerhalb des Kreises gelegene Linie entstandenen Drehungsfläche können wir torische Flächen ausschneiden, ebenso aus jeder Drehungsfläche, die durch Rotation irgend eines Kegelschnittes (Ellipse, Parabel, Hyperbel) um eine der Achsen (oder auch um eine andere Linie) entsteht, also aus einem Drehungsellipsoid oder -paraboloid oder -hyperboloid.

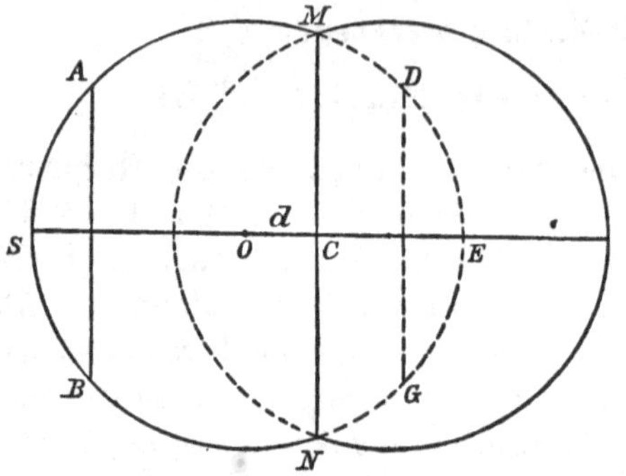

Fig. 15.

Ein Beispiel für ein Drehungsellipsoid ist eine Eischale mit gleichen Polen, wie bei einem Straußenei; denken wir uns um den Schnittpunkt eines Längsschnittes (Meridians) mit dem mittleren Querschnitt (Äquator des Eies) ein kleines Stück der Eischale herausgeschnitten, so haben wir eine torische Fläche, deren Hauptmeridiane dem Querschnitt und dem Längsschnitt des Eies entsprechen. Da letzterer eine Ellipse ist, also keinen einheitlichen Krümmungshalbmesser hat, so kann in diesem Falle als Krümmungshalbmesser des (nur einen kleinen Teil der Ellipse bildenden) Meridians schwächster Krümmung ohne merklichen Fehler der Halbmesser des im Scheitel dieses Meridians „oskulierenden Kreises“[1] angesehen werden.

Die Hauptmeridiane eines torischen Flächenstückes können auch **entgegengesetzt gekrümmt** sein, der eine konvex, der andere konkav gegen dasselbe Mittel (z. B. bei einem Flächenstück der inneren Seite eines Ringes, der durch Rotation eines Kreises um eine außerhalb gelegene Linie entstanden ist, oder bei einem Abschnitt eines einfachen Hyperboloids).

Den **Übergang** zwischen einem Flächenstück mit zwei entgegengesetzt gekrümmten Hauptmeridianen und einem solchen mit zwei gleichsinnig gekrümmten Hauptmeridianen bildet ein Flächenstück, dessen **einer Hauptmeridian geradlinig ist**, also eine **zylindrisch gewölbte Fläche.**

---

1 Als **oskulierenden** Kreis einer Kurve bezeichnet man einen Kreis, der drei aufeinanderfolgende Punkte mit der Kurve gemein hat. Für jede Stelle einer Kurve ist nur **ein** solcher Kreis möglich, da durch drei Punkte ein Kreis bestimmt ist, und den Halbmesser dieses Kreises nennt man den **Krümmungshalbmesser der Kurve für diese Stelle.** (Ein „**tangierender**“ Kreis hat nur zwei Punkte mit einer Kurve gemein, kann also beliebig groß sein.)

b) Lichtbrechung an einer torischen Fläche.

Wir wollen uns nun vorstellen, wie ein paralleles Strahlenbündel an einer torischen Fläche gebrochen wird, wenn beide Hauptmeridiane gegen das dünnere Mittel konvex sind; wir haben dann ein **einfaches lichtsammelndes astigmatisches System.** Der Hauptmeridian stärkster Krümmung sei vertikal, der Hauptmeridian schwächster Krümmung horizontal, so daß die Schnittlinie der beiden Hauptmeridianebenen, d. h. die optische Achse der torischen Fläche, horizontal ist. $B_1 B_2 B_3$ (Taf. I, Fig. B) sei der horizontale, $A_2 B_2 C_2$ der vertikale Hauptmeridian der Fläche, $A_1 A_2 A_3$, $B_1 B_2 B_3$ und $C_1 C_2 C_3$ seien Schnittlinien der Fläche mit horizontalen Ebenen, $A_1 B_1 C_1$, $A_2 B_2 C_2$ und $A_3 B_3 C_3$ Schnittlinien mit vertikalen Ebenen, so daß die Punkte A_1, A_3, C_1, C_3 den Ecken eines Quadrates entsprechen. Der Verlauf der durch die 9 Punkte $A_1 \ldots C_3$ gehenden, vom unendlich fernen Punkt der Hauptachse kommenden parallelen Strahlen kann uns das Verhalten des ganzen parallelen Strahlenbündels veranschaulichen. Das in dem vertikalen Hauptmeridian $A_2 B_2 C_2$ durch die Fläche gehende Strahlenbüschel[1], das wir als „vertikales Hauptbüschel" bezeichnen wollen, wird sich in dem Hauptbrennpunkt Q_1 dieses Meridians zu einem Punkte vereinigen und dann wieder divergieren; das durch den horizontalen Hauptmeridian $B_1 B_2 B_3$ gehende Strahlenbüschel, das „horizontale Hauptbüschel", vereinigt sich in dem Hauptbrennpunkt Q_2 dieses Meridians.

Das durch $A_1 A_2 A_3$ gehende Strahlenbüschel kann nach der Brechung als mit dem Strahl $A_2 Q_1$ in einer Ebene liegend angesehen werden; in dieser Ebene vereinigt sich das Strahlenbüschel in demselben Abstand von der Fläche, wie das horizontale Hauptbüschel, also in A unterhalb Q_2, dieses wird von jenem in der horizontalen Linie $1 Q_1 3$ geschnitten. Ebenso geht das in $C_1 C_2 C_3$ die Fläche treffende Strahlenbüschel in einer Ebene mit dem Strahl $C_2 Q_1$ weiter, schneidet das horizontale Hauptbüschel auch in der Linie $1 Q_1 3$ und vereinigt sich in C oberhalb Q_2. Alle im ersten Mittel horizontalen Strahlenbüschel haben ihre Vereinigungspunkte in der vertikalen Linie $A Q_2 C$, nachdem sie sich sämtlich in der horizontalen Linie $1 Q_1 3$ geschnitten haben.

---

1 Ein ebenes Strahlenbüschel wollen wir stets als Strahlenbüschel bezeichnen, ein räumliches als Strahlenbündel.

Die Punkte $1 Q_1 3$ sind die Vereinigungspunkte der vertikalen Strahlenbüschel, die durch $A_1 B_1 C_1$, $A_2 B_2 C_2$, $A_3 B_3 C_3$ gehen; die Vereinigungspunkte aller vertikalen Strahlenbüschel liegen nebeneinander in der horizontalen Linie $1 Q_1 3$; die Büschel gehen, nachdem sie wieder divergent geworden sind, alle durch die vertikale Linie $A Q_2 C$.

Wir erhalten also in unserem Fall als „optisches Bild" des unendlich fernen Punktes der Hauptachse nicht wieder einen Punkt, sondern zwei senkrecht zur Hauptachse liegende hintere Hauptbrennlinien, die erste hintere Hauptbrennlinie $1 Q_1 3$ liegt horizontal im Hauptbrennpunktabstand des vertikalen Hauptmeridians, und wird von den Randstrahlen des horizontalen Hauptbüschels begrenzt; die zweite hintere Hauptbrennlinie $A Q_2 C$ liegt vertikal im Hauptbrennpunktabstand des horizontalen Hauptmeridians und wird von den Randstrahlen des vertikalen Hauptbüschels begrenzt. Der Abstand beider Hauptbrennlinien voneinander heißt Brennstrecke.

Dieselben Betrachtungen gelten natürlich für jede Lage der beiden Hauptmeridiane, so das man für ein einfaches lichtsammelndes astigmatisches System allgemein sagen kann: Die erste hintere Hauptbrennlinie liegt im Hauptbrennpunktabstande des stärkstbrechenden und in der Ebene des schwächstbrechenden Meridians, sie wird von den Randstrahlen des in dieser Ebene liegenden Strahlenbüschels begrenzt; die zweite hintere Hauptbrennlinie liegt im Hauptbrennpunktabstande des schwächstbrechenden und in der Ebene des stärkstbrechenden Meridians, sie wird von den Randstrahlen des in dieser Ebene liegenden Strahlenbüschels begrenzt.

Dem hinteren Hauptbrennpunkt einer homozentrisch brechenden Fläche entsprechen also bei einer astigmatisch brechenden Fläche zwei hintere Hauptbrennlinien. Ebenso entsprechen dem vorderen Hauptbrennpunkt einer homozentrisch brechenden Fläche zwei vordere Hauptbrennlinien einer astigmatisch brechenden Fläche, d. h. Strahlen, die im 2. Mittel der Hauptachse parallel sind, gehen im 1. Mittel von der 1. und 2. vorderen Hauptbrennlinie aus, oder, was dasselbe bedeutet, Strahlen, die vom unendlich fernen Punkte der Hauptachse im 2. Mittel herkommen, gehen im 1. Mittel durch die beiden vorderen Hauptbrennlinien. Wir können diese ganz ebenso finden, wie die hinteren Hauptbrennlinien, sobald die vorderen Hauptbrennpunkte der 2 Hauptmeridiane bestimmt sind.

Die Lage und Größe der (vorderen und hinteren) Hauptbrennlinien ist also durch die Lage und (vordere und hintere) Hauptbrennweite der beiden Hauptmeridiane, sowie deren Öffnungswinkel bestimmt. Die Hauptbrennlinien sind um so kleiner, je geringer der Unterschied der Hauptbrennweite beider Hauptmeridiane, und je kleiner (unter sonst gleichen Bedingungen) deren Öffnungswinkel sind.

Sind die Hauptmeridiane mit ihren Krümmungsmittelpunkten und Hauptbrennpunkten bekannt, so können wir auch für irgend einen endlichen Punkt der Hauptachse die zugehörigen Brennlinien finden.

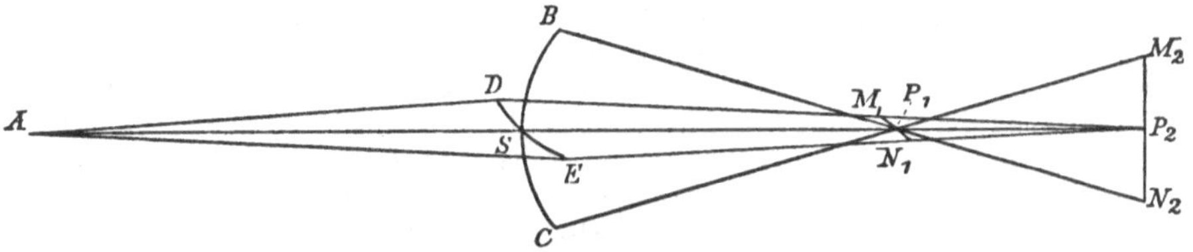

Fig. 16.

Der vertikale Meridian BSC (s. Fig. 16) sei der stärkstbrechende Meridian, der horizontale Meridian DSE der schwächstbrechende; die Hauptbrennweiten beider Hauptmeridiane seien bekannt. Für einen Punkt A der Hauptachse im 1. Mittel, der ausserhalb der vorderen Hauptbrennweite des schwächstbrechenden Meridians liegen möge, konstruieren wir die Schnittpunkte der durch die Hauptmeridiane gehenden Strahlenbüschel genau wie den Bildpunkt bei einem Meridianschnitt einer sphärischen Trennungsfläche (s. S. 20). Der Schnittpunkt des vertikalen Büschels sei P_1, der des horizontalen sei P_2; ziehen wir durch P_1 in der Horizontalebene rechtwinklig zur Hauptachse eine gerade Linie, die die Randstrahlen DP_2 und EP_2 des horizontalen Büschels in M_1 und N_1 trifft, und durch P_2 eine vertikale Linie, die die Randstrahlen BP_1 und CP_1 des (bereits wieder divergierenden) vertikalen Büschels in M_2 und N_2 trifft, so ist $M_1 N_1$ die erste, $M_2 N_2$ die zweite zu P gehörige Brennlinie.

Lassen wir den Punkt P in der zur Hauptachse senkrechten Ebene etwa nach oben rücken, so rücken die zugehörigen beiden

Brennlinien von der optischen Achse aus nach unten; ebenso würden bei Verschiebung des Punktes P nach irgend einer anderen Richtung in derselben Ebene die Brennlinien sich in entgegengesetzter Richtung von der Hauptachse aus verschieben, aber immer ihrer ursprünglichen Lage parallel bleiben, im vorliegenden Fall also horizontal und vertikal. So können wir uns auch für ausserhalb der Hauptachse gelegene Punkte von der Lage der zugehörigen Brennlinien eine für praktische Zwecke genügende Vorstellung machen. Die Konstruktion ließe sich mit Hilfe der darstellenden Geometrie (Orthogonalprojektion) leicht ausführen.

Wir haben bei der Konstruktion der zu irgend einem Achsenpunkt A gehörigen Brennlinien uns auf den praktisch wichtigsten Fall beschränkt, daß A außerhalb der vorderen Brennweite des schwächstbrechenden Meridians liegt. Auch für jede andere Lage des Punktes auf der Achse können die zugeordneten Brennlinien ganz nach demselben Wortlaut konstruiert werden. Fällt A mit dem vorderen Hauptbrennpunkt des schwächstbrechenden Meridians zusammen, so wird die 2. Brennlinie unendlich fern und unendlich groß. Liegt A zwischen den vorderen Hauptbrennpunkten, so wird die 2. Brennlinie virtuell und liegt auf der Seite des 1. Mittels, die 1. Brennlinie bleibt noch reell; die Brennlinien verhalten sich ganz entsprechend wie die Hauptbrennlinien eines gemischt astigmatischen Systemes (s. u. S. 42, Fig. 18). Liegt A im vorderen Hauptbrennpunkt des stärkstbrechenden Meridians, so wird die erste Brennlinie unendlich fern und unendlich groß, die zweite bleibt virtuell und rückt der brechenden Fläche näher. Rückt A noch näher an die brechende Fläche, so wird auch die 1. Brennlinie virtuell. Bei weiterer Annäherung von A an die Fläche rücken auch die virtuellen Brennlinien dem Punkt immer näher (wobei sie immer kleiner werden), bis sie in der Fläche selbst beide mit ihm zusammenfallen. Rückt A in „negativen Objektabstand" (d. h. trifft ein homozentrisches Strahlenbündel konvergent auf die Fläche), so werden beide Brennlinien wieder reell und liegen auch wieder jenseits der brechenden Fläche zwischen dieser und den hinteren Hauptbrennlinien. Mit diesen fallen sie zusammen, wenn A jenseits der Fläche bis ins Unendliche gerückt ist, also die im 1. Mittel nach ihm gerichteten Strahlen wieder parallel geworden sind.

Auch für nicht auf der Hauptachse liegende Punkte mit beliebigem Abstand von der Fläche sind die zugeordneten Brennlinien leicht abzuleiten, wenn wir uns, wie in dem oben gewählten Beispiel, die Punkte aus der Achse heraus verschoben denken; für die entsprechende Verschiebung der zugehörigen Brennlinien ist nur zu berücksichtigen, daß diese Verschiebung von der Achse aus mit der des Punktes gleichsinnig ist, wenn die betreffende Brennlinie auf der gleichen Seite der brechenden Fläche liegt wie der Punkt (Punkt reell — Brennlinie virtuell, oder umgekehrt), und entgegengesetzt, wenn die betreffende Brennlinie nicht auf der gleichen Seite der Fläche liegt (Punkt reell — Brennlinie reell).

Sind beide Hauptmeridiane einer torischen Fläche gegen das dichtere Mittel konvex, so haben wir ein **einfaches licht-**

zerstreuendes astigmatisches System. Ein solches hat je zwei virtuelle vordere und hintere Hauptbrennlinien. Strahlen, die vom unendlich fernen Punkt des 1. Mittels kommen, werden nach ihrer Brechung divergent und haben eine Richtung, als ob sie von den rückwärts (in „negativem Abstand") gelegenen virtuellen hinteren Hauptbrennlinien herkämen.

In Fig. 17 seien $B_1\,B_2\,B_3$ drei Punkte des horizontalen, $A_2\,B_2\,C_2$ drei Punkte des vertikalen Hauptmeridians, B_2 sei der Scheitel der torischen Fläche. Der horizontale Meridian sei der schwächstbrechende; Q_1 sei der Hauptbrennpunkt des horizontalen, Q_2 der des vertikalen Hauptmeridians. Das vom unendlich fernen Achsenpunkt kommende horizontale Hauptbüschel hat dann nach der Brechung eine Richtung, als ob es von Q_1 herkäme; das vertikale

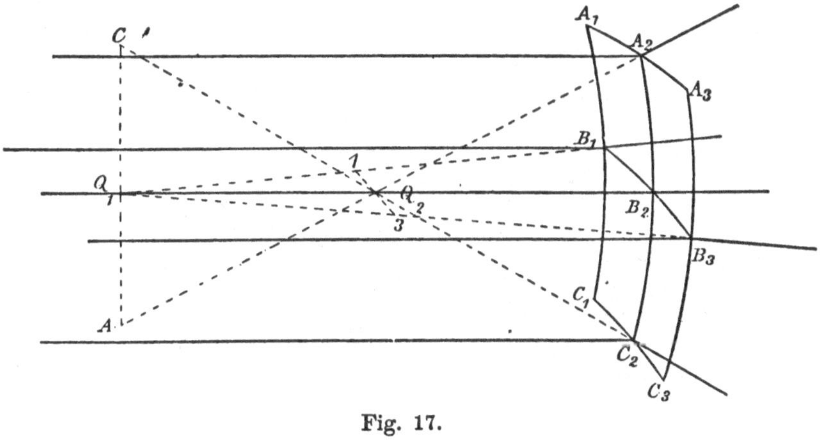

Fig. 17.

Hauptbüschel wird so gebrochen, dass es von Q_2 zu kommen scheint. Die durch Q_1 senkenkrecht zur Achse gezogene vertikale Linie trifft die gebrochenen Randstrahlen des vertikalen Hauptbüschels in ihrer Verlängerung nach rückwärts in A und C, $A\,Q_1\,C$ ist dann die virtuelle erste hintere Hauptbrennlinie. Die durch Q_2 senkrecht zur Achse gelegte horizontale Linie trifft die Randstrahlen des horizontalen Hauptbüschels in 1 und 3, $1\,Q_2\,3$ ist dann die virtuelle zweite hintere Hauptbrennlinie.

Denken wir uns das vom unendlich fernen Achsenpunkt kommende Strahlenbündel aus lauter in vertikalen Ebenen liegenden Büscheln zusammengesetzt, so liegen die scheinbaren Ausgangspunkte der gebrochenen Büschel alle nebeneinander in der zweiten hinteren Hauptbrennlinie $1\,Q_2\,3$, und die gebrochenen vertikalen Büschel selbst schneiden sich in ihrer Verlängerung nach rückwärts in der ersten hinteren Hauptbrennlinie $A Q_1 C$. Denken wir uns jenes Strahlenbündel in lauter horizontale Büschel zerlegt, so liegen deren scheinbare Ausgangspunkte nach der Brechung alle in der ersten hinteren Hauptbrennlinie $A Q_1 C$, aber — da sich die horizontalen Büschel nach der Brechung alle in ihrer Verlängerung nach rückwärts in $1 Q_2 3$ schneiden — gekreuzt, d. h. der scheinbare Ausgangspunkt des obersten horizontalen Büschels (das die Fläche in $A_1 A_2 A_3$ trifft) liegt unten bei A, der des untersten liegt oben bei C. (Daß in unserer Figur $Q_1 C$ länger ist als $Q_1 A$, rührt davon her, daß der untere Teil $B_2 C_2$ des vertikalen Hauptmeridians der Fläche länger gezeichnet ist, als der obere Teil $B_2 A_2$; man ersieht daraus, wie die Länge einer Brennlinie von der Öffnungsweite des in derselben Ebene liegenden Hauptmeridians abhängt.)

Als dritten Fall haben wir die Möglichkeit, daß der eine Hauptmeridian konvex, der andere konkav gegen das dünnere Mittel ist, wir haben ein **einfaches gemischt astigmatisches System.** Die erste hintere Hauptbrennlinie ist dann reell und liegt in der Ebene des konkaven und im Hauptbrennpunktabstand des konvexen Hauptmeridians; die zweite hintere

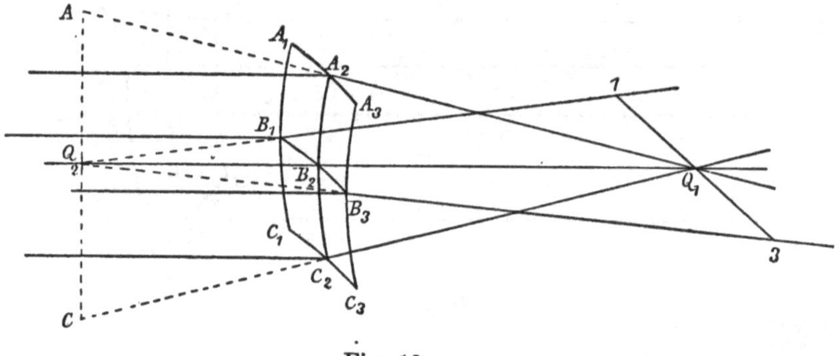

Fig. 18.

Hauptbrennlinie ist virtuell und liegt nach der Seite des dünneren Mittels in der Ebene des konvexen und im Hauptbrennpunktabstand des konkaven Hauptmeridians.

In Fig. 18 ist $B_1 B_2 B_3$ der gegen das dünnere Mittel konkave, $A_2 B_2 C_2$ der konvexe Hauptmeridian, $1 Q_1 3$ die reelle erste hintere Hauptbrennlinie, $A Q_2 C$ die virtuelle zweite hintere Hauptbrennlinie.

Zwischen diesem dritten Fall und den beiden ersten Fällen giebt es Übergänge: der eine Hauptmeridian kann geradlinig, der andere gegen das dünnere Mittel konvex oder *konkav* sein, wir haben dann eine *konvexe oder konkave Zylinderfläche*.

Bei der *gegen das dünnere Mittel* **konvexen Zylinderfläche** liegt die erste hintere Hauptbrennlinie im Hauptbrennpunktabstand

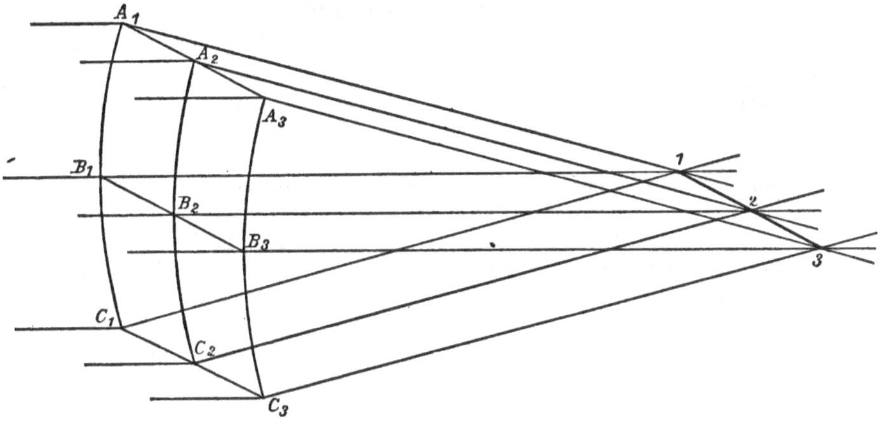

Fig. 19.

des konvexen Hauptmeridians parallel dem geradlinigen Hauptmeridian und ist gleich lang wie dieser, s. Fig. 19, Linie 1 — 2 — 3.

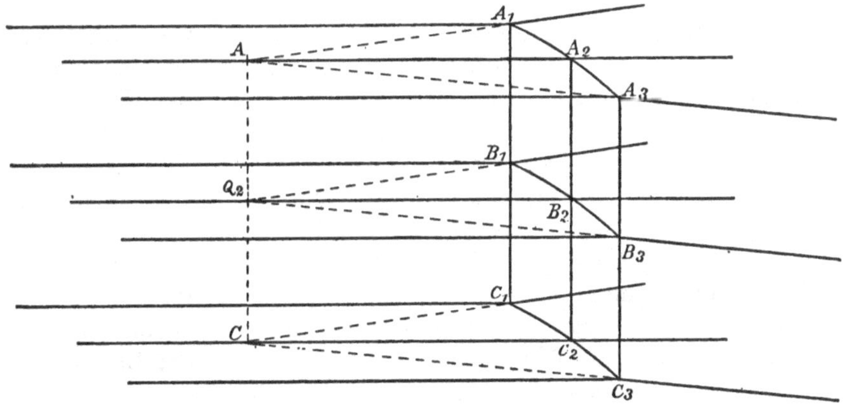

Fig. 20.

Die zweite hintere Hauptbrennlinie liegt unendlich fern in der Ebene des stärkstbrechenden Meridians und ist unendlich groß. Die erste hintere Hauptbrennlinie enthält die Hauptbrennpunkte der sämtlichen parallel der Ebene des konvexen Hauptmeridians liegenden

Strahlenbüschel, die auch nach der Brechung einander parallel bleiben, ihre gemeinsame Schnittlinie, die 2. hintere Hauptbrennlinie wird deshalb unendlich fern und unendlich groß.

Bei einer gegen das dünnere Mittel **konkaven Zylinderfläche** ist die erste hintere Hauptbrennlinie unendlich fern und unendlich groß, die zweite ist virtuell, liegt im Hauptbrennpunktabstand des konkaven Hauptmeridians (in „negativem Bildabstand") parallel dem geradlinigen Hauptmeridian und ist gleich groß, wie dieser, s. Fig. 20, Linie AQ_2C.

Was beim einfachen lichtsammelnden astigmatischen System über die Konstruktion der einem beliebigen Punkt (auf der Achse und außerhalb der Achse) zugeordneten Brennlinien gesagt wurde, läßt sich leicht auf alle andern astigmatischen Systeme übertragen. Bei der cylindrischen Fläche ist der Vereinigungspunkt des durch den geradlinigen Hauptmeridian gehenden Strahlenbüschels in der S. 27 (Brechung an einer ebenen Fläche) angegebenen Weise zu bestimmen. Die senkrecht zu diesem Meridian liegende Brennlinie wird für einen in positiv endlichem Abstand liegenden Punkt virtuell.

An einer Kugelfläche wird das Strahlenbündel eines nicht achsennahen Punktes auch astigmatisch gebrochen; die durch die Hauptachse der Kugelfläche und die Achse des Strahlenbündels gelegte Ebene enthält den stärkstbrechenden Hauptschnitt.

c) Brechung an mehreren torischen Flächen.

Bei einem System von zwei oder mehr torischen Flächen können für das Strahlenbündel eines Punktes im allgemeinen nur dann zwei Brennlinien bestimmt werden, wenn die Ebenen der Hauptmeridiane der verschiedenen torischen Flächen zusammenfallen. Wir haben dann zwei Hauptmeridianebenen oder Hauptschnitte für das ganze System, und können in diesen die Hauptbrennpunkte ebenso bestimmen, wie bei einem Meridianschnitt eines zentrierten sphärischen Systems. Wie bei einem solchen können wir auch zwei Hauptpunkte und zwei Knotenpunkte finden und so für jedes in einem Hauptschnitt liegende Strahlenbüschel den Strahlengang im letzten Mittel bestimmen. Wir haben in jedem der beiden Hauptschnitte 2 Hauptbrennpunkte, 2 Hauptpunkte und 2 Knotenpunkte; der Abstand des (vorderen oder hinteren) Hauptbrennpunktes von dem zugehörigen Hauptpunkt ist die (vordere oder hintere) Hauptbrennweite des Systems in dem betreffenden Hauptschnitt. Wie beim einfachen astigmatischen System bekommen wir entsprechend den hinteren Hauptbrennpunkten der zwei Hauptschnitte zwei hintere Hauptbrennlinien des Systems, und ebenso zwei vordere Hauptbrennlinien. Deren Lage verhält sich ganz entsprechend wie beim einfachen astigmatischen System.

Im allgemeinen werden Systeme aus zwei oder mehr torischen Flächen astigmatisch wirken, aber es kann auch vorkommen, dass die Brennweiten der Hauptschnitte gleich werden, daß also ein homozentrisches Strahlenbündel nach zwei oder mehr astigmatischen Brechungen wieder homozentrisch wird. (Beispiele folgen im zweiten Teil.)

d) Kombination torischer und sphärischer Flächen.

Wird eine torische Fläche in ein homozentrisch brechendes System eingefügt, so entsteht stets ein astigmatisches System (Beispiel: astigmatisches Auge, Kombination sphärischer und cylindrischer Linsen, s. u.). Werden zwei oder mehr torische Flächen mit einem sphärischen System kombiniert, so wird das System im allgemeinen auch astigmatisch sein, aber es kann auch in besonderen Fällen homozentrisch bleiben, indem die Brennweiten der Hauptschnitte gleich werden. (Beispiel: astigmatisches Auge mit Brillenkorrektion, s. zweiter Teil.)

e) Beleuchtungsbilder bei astigmatischer Lichtbrechung.

Ein eigentliches optisches Bild eines leuchtenden Punktes kommt bei astigmatischer Lichtbrechung nicht zu Stande, deshalb kann auch von einem Gegenstande kein geometrisch ähnliches optisches Bild entworfen werden. Es ist nun praktisch wichtig, daß wir uns eine Vorstellung davon machen, wie sich bei einem lichtsammelnden astigmatischen System die Beleuchtungsbilder verhalten. Die später zu besprechenden Leistungen eines astigmatischen Auges und und deren Verbesserung durch optische Hilfsmittel werden dann leicht verständlich werden.

An Fig. *B* auf Taf. I können wir uns zunächst das Verhalten der Beleuchtungsbilder des unendlich fernen Achsenpunktes klar machen. In unserer Figur ist die brechende Fläche quadratisch begrenzt und der schwächstbrechende Meridian horizontal angenommen. Denken wir uns zuerst einen lichtauffangenden Schirm in der ersten Hauptbrennebene angebracht, also in der durch $1\,Q_1 3$ senkrecht zur optischen Achse gelegten Ebene. Hier wird das Beleuchtungsbild von der ersten Hauptbrennlinie gebildet. Verschieben wir nun den Schirm nach rückwärts, so erhalten wir zunächst als Beleuchtungsbild ein Rechteck mit längerer horizontaler Seite; je weiter wir den Schirm zurückschieben, umso kürzer wird die horizontale und umso länger die vertikale Seite des Rechtecks, es wird also bald eine Stelle kommen, wo das Beleuchtungsbild quadratisch wird, also der Begrenzungsform der brechenden Fläche entspricht; diese Stelle liegt etwas näher der ersten als der zweiten Hauptbrennlinie. Weiter rückwärts nimmt das Beleuchtungsbild immer mehr an Höhe zu und an Breite ab, bis es in der zweiten hinteren Hauptbrennebene zu einer vertikalen Linie, der zweiten Hauptbrennlinie, wird. Verschieben wir den Schirm noch weiter rückwärts, so entsteht wieder ein Rechteck mit längerer vertikaler Seite.

Verschieben wir den Schirm von der ersten hinteren Hauptbrennebene aus nach vorn gegen die brechende Fläche, so entsteht zunächst, gerade wie unmittelbar hinter der ersten Hauptbrennebene, ein horizontal liegendes Rechteck, dieses wächst bei weiterem Vorrücken des Schirmes an Höhe rascher als an Breite und nähert sich immer mehr dem quadratischen Umriss der brechenden Fläche.

Ist die Abgrenzung der brechenden Fläche kreisförmig, was meistens der Fall ist, so erhalten wir da, wo wir vorher Rechtecke als Beleuchtungsbilder hatten, Ellipsen, deren grosse und kleine Achsen sich zu einander verhalten wie vorher die langen und kurzen Seiten der Rechtechte. An der Stelle, wo das Beleuchtungsbild quadratisch wurde, wird es jetzt kreisförmig, wir bezeichnen diesen kreisförmigen Querschnitt des astigmatischen Strahlenbündels als Hauptbrennkreis. Sein Abstand von der ersten Hauptbrennlinie verhält sich zu seinem Abstand von der zweiten Hauptbrennlinie wie die Länge der ersten zur Länge der zweiten Hauptbrennlinie, und somit auch wie die Hauptbrennweite des stärkstbrechenden zur Hauptbrennweite des schwächstbrechenden Meridians (Mauthner). Vom Hauptbrennkreis ab nach der ersten Hauptbrennlinie zu haben wir horizontale, nach der zweiten Hauptbrennlinie zu vertikale Ellipsen.

In den beiden Hauptbrennebenen fallen also die Beleuchtungsbilder mit den Hauptbrennlinien zusammen, sie sind von der Form der brechenden Fläche nur soweit abhängig, als die Größe der Brennlinien vom Öffnungswinkel der Hauptmeridiane abhängt (s. S. 39); an allen anderen Stellen haben wir als Beleuchtungsbild ein Zerstreuungsfeld (s. S. 34). An einer bestimmten Stelle der Brennstrecke wird das Beleuchtungsbild (Zerstreuungsfeld) der Begrenzung der brechenden Fläche geometrisch ähnlich, die Zwischenstellen zeigen Übergänge zwischen dieser Form und den Hauptbrennlinien; dies- und jenseits der Brennstrecke hängt die Form des Beleuchtungsbildes auch wieder von dem Umriß der brechenden Fläche ab.

Dieselbe Wirkung, wie die Begrenzung der brechenden Fläche selbst, hätte die Form einer vor oder hinter der Fläche angebrachten Blende, indem diese den Querschnitt des Strahlenbündels bestimmt.

Wir wollen unseren weiteren Betrachtungen immer eine kreisförmige Begrenzung der brechenden Fläche zu Grunde legen.

Bei einem Achsenpunkt in endlichem Abstand von der brechenden Fläche richten sich die Beleuchtungsbilder ganz ebenso wie beim unendlich fernen Punkt nach dem Verhältnis der Lage des Schirms zu den dem leuchtenden Punkt zugeordneten Brennlinien und dem Öffnungswinkel der beiden Hauptmeridiane; der Brennkreis teilt auch hier die Brennstrecke nach dem Größen-

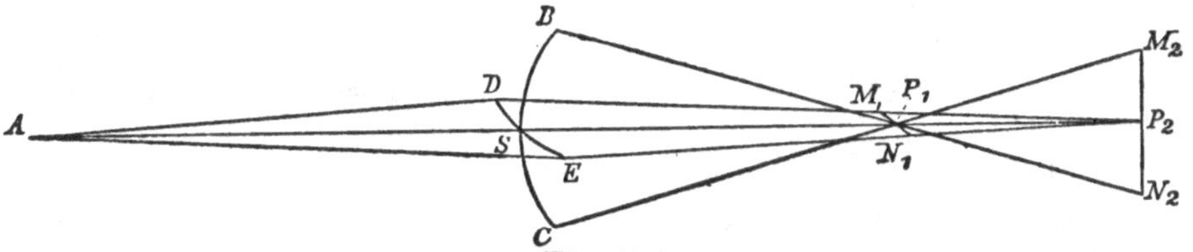

Fig. 21.

verhältnis der Brennlinien und damit nach dem Verhältnis der zu dem leuchtenden Punkt gehörigen (relativen) Brennweiten (d. h. der Abstände der Brennlinien von der brechenden Fläche).

Wir können uns nun auch von den Beleuchtungsbildern einer senkrecht zur optischen Achse liegenden geraden Linie leicht eine Vorstellung machen. Denken wir uns in Fig. 21 durch den Punkt A eine vertikale Linie gelegt und deren Beleuchtungsbild auf einem durch $M_1 N_1$ senkrecht zur Achse gelegten Schirm aufgefangen. Hier werden die Beleuchtungsbilder aller einzelnen Punkte der Linie zu einem horizontalen Strich von der Länge $M_1 N_1$ verzerrt erscheinen, das umgekehrte Beleuchtungsbild der Linie erscheint somit als vertikaler Lichtstreif, dessen Breite der Länge der Linie $M_1 N_1$ entspricht. Denken wir uns nun die ursprünglich vertikale Linie langsam um die optische Achse gedreht, so dreht sich das Beleuchtungsbild mit, wird immer schmäler und schärfer, und wenn die Objektlinie horizontal geworden ist, so erscheint ihr Beleuchtungsbild ganz scharf, da jetzt die horizontalen Brennlinien der einzelnen Punkte sich gegenseitig überlagern, also in eine gerade Linie zusammenfallen; die Bildlinie erscheint aber etwas verlängert und an den Enden matt ausgezogen, da die überstehenden Brennlinien der Endpunkte nur von einer Seite her noch teilweise durch die Brennlinien benachbarter Punkte verstärkt werden. In Fig. 22 veranschaulichen *a*, *b*, *c*, *d* das Beleuchtungsbild bei vier verschiedenen Lagen der Objektlinie.

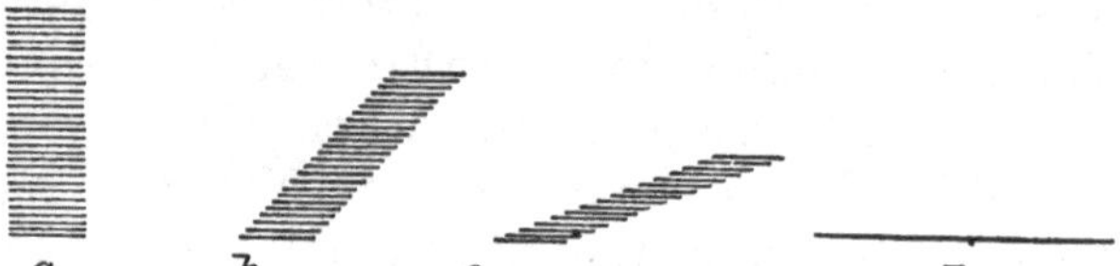

Fig. 22.

Auf einem durch die zweite Brennlinie $M_2 N_2$ gelegten Schirm (also in der zweiten zu A gehörigen Bennebene) erscheint das Bild einer vertikalen Linie scharf, das einer horizontalen am verschwommensten.

Denken wir uns in der Objektebene von A ein Kreuz mit vertikalem und gleich langem horizontalem Arm, so erscheint in der ersten zu A gehörigen hinteren Brennebene das Beleuchtungsbild des horizontalen Arms scharf, das des vertikalen verschwommen; lassen wir den Schirm nach hinten rücken, so wird das Beleuchtungsbild des horizontalen Arms immer verschwommener, das des vertikalen immer schärfer, in der Ebene des zu A gehörigen Brennkreises erscheinen beide Arme gleichmäßig verschwommen, weiter rückwärts wird der vertikale Arm schärfer als der horizontale, bis er in der zweiten zu A gehörigen Brennebene ganz scharf wird. Noch weiter nach hinten wird der vertikale Arm auch wieder verschwommen, beide Arme werden immer undeutlicher.

Ebenso werden die Beleuchtungsbilder beider Kreuzarme wieder undeutlicher, wenn wir den Schirm von $M_1 N_1$ aus gegen die brechende Fläche vorrücken lassen.

Dieselben Betrachtungen gelten, wenn wir das Kreuz in der Objektebene von der optischen Achse aus nach irgend einer Richtung sich selbst parallel verschieben, das Beleuchtungsbild rückt dann als umgekehrtes Bild auf dem Schirm in entgegengesetzter Richtung von der Achse ab und verhält sich im übrigen (bei Verschiebung des Schirms) ganz wie vorhin besprochen.

Diese Ausführungen gelten für jede Lage des Objekts außerhalb der vorderen Brennweite des schwächstbrechenden Meridians (wenn also jedem leuchtenden Objektpunkt zwei reelle Brennlinien zugeordnet sind).

Bei einer geraden Linie können wir in gewissem Sinne auch von einem „optischen Bild" sprechen, wenn die ersten oder die zweiten Brennlinien der die Objektlinie zusammensetzenden Punkte in eine gerade Linie zusammenfallen. Dies kann nur eintreten bei geraden Linien, die parallel zu einer Hauptbrennlinie oder, was dasselbe bedeutet, senkrecht zur Ebene eines Hauptmeridians (senkrecht zu einem Hauptschnitt) liegen, der Ort des Bildes hängt von der Brechkraft dieses Hauptmeridians ab.

Wir können dann allgemein sagen: Von einer senkrecht zu einem Hauptschnitt gelegenen geraden Linie erhält man ein scharfes Beleuchtungsbild, wenn dieses mit dem optischen Bild der Linie zusammenfällt, d. h. wenn der Schirm in die Bildebene fällt.

Das optische Bild einer geraden Linie wird virtuell, wenn sie innerhalb der vorderen Hauptbrennweite des zu ihr senkrechten Hauptschnittes liegt; liegt sie gerade im Hauptbrennpunktabstand dieses Hauptschnittes, so wird ihr optisches Bild unendlich fern und unendlich groß. Der Ort des optischen Bildes der Linie hängt also immer von der Brechkraft des zu ihr senkrechten Hauptschnittes ab.

Wird von einer senkrecht zur optischen Achse liegenden ebenen Figur das Beleuchtungsbild in einer der zugeordneten Brennebenen entworfen, so werden die meisten Linien in verschiedenem Grade verschwommen erscheinen; nur solche Linien werden scharf sein, die zugleich optische Bilder von Objektlinien sind, aber sie erscheinen im Verhältnis zu den anderen Durchmessern des Bildes zu lang; das ganze Beleuchtungsbild ist daher der Figur wenig ähnlich. Dagegen kann in der Ebene des zum Achsenpunkt der Figur gehörigen Brennkreises — die wir als Brennkreisebene der Figur bezeichnen wollen — ein der Figur ziemlich ähnliches Beleuchtungsbild zu Stande kommen (wie C. Hess auf photographischem Wege gezeigt hat), alle Bildlinien erscheinen gleichmäßig verschwommen und in richtigem Größenverhältnis. Die Ähnlichkeit des

Bildes oder die Bilddeutlichkeit ist auch hier (wie bei einem Zerstreuungsbild in einem homozentrischen System) umso größer, je kleiner die Zerstreuungskreise der einzelnen Punkte im Verhältnis zu den von ihnen begrenzten Flächenstücken sind. Die Bilddeutlichkeit wird also umso größer, je größer die Gegenstände und je kleiner die Öffnung der brechenden Fläche. Ist diese sehr klein, oder ist vor (oder hinter) dem Scheitel der Fläche eine sehr enge kreisförmige Blende angebracht, so wird das Beleuchtungsbild im ganzen Bereich der Brennstrecke, besonders aber in der Brennkreisebene, verhältnismäßig scharf und dem Gegenstand sehr ähnlich. Der Bildebene in einem homozentrischen System entspricht in einem astigmatischen System am meisten die Brennkreisebene, wir können auf sie den Begriff der Bildebene ausdehnen und sie in diesem weiteren Sinn bei einem astigmatischen System als Ort des optischen Bildes für eine senkrecht zur optischen Achse liegende Flächenfigur definieren; wir können so auch bei einem astigmatischen System für jeden Objektabstand den Ort des reellen oder virtuellen Bildes bestimmen, nur müssen wir uns bewußt bleiben, daß hier das optische Bild dem Gegenstand nur in gewissem Grade ähnlich ist. Objektebene und Brennkreisebene sind einander ebenso zugeordnet, wie Objektebene und Bildebene bei homozentrischer Brechung; für einen leuchtenden Punkt in der ursprünglichen Brennkreisebene liegt der zugeordnete Brennkreis in der ursprünglichen Objektebene.

Bringen wir vor einem Hauptmeridian eines astigmatischen Systems einen schmalen Spalt an, der nur durch diesen Hauptmeridian und dessen allernächste Umgebung Strahlen durchläßt, so hat das System nahezu die Wirkung eines homozentrischen Systems von der Brechkraft dieses Meridians; die Wirkung des anderen Hauptmeridians kommt nicht mehr wesentlich in Betracht.

f) Unregelmäßiger Astigmatismus.

Sind in einer brechenden Fläche Unregelmäßigkeiten der Krümmung vorhanden, so daß nicht alle Strahlen eines die Fläche treffenden homozentrischen Strahlenbündels nach der Brechung durch einen Punkt oder durch zwei Brennlinien gehen, so sprechen wir von unregelmäßigem Astigmatismus. Es kann dabei selbst ein Teil der Strahlen noch homozentrisch bleiben, so daß sie für sich ein optisches Bild geben, aber infolge der Beimengung der unregelmäßig gebrochenen Strahlen kann das optische Bild nicht als scharfes Bild für sich allein wahrgenommen werden, und ebenso wird jedes Beleuchtungsbild durch diese Strahlen mehr oder weniger undeutlich gemacht.

Setzt sich eine brechende Fläche aus Teilen zusammen, die für sich mehr oder weniger regelmäßig sind, aber verschiedene Brechkraft (Krümmung) haben, so wird das ganze Strahlenbündel in verschieden gebrochene Bündel zerteilt, wodurch mehrere (optische und Beleuchtungs-)Bilder zu Stande kommen können; diese sind aber verhältnismäßig lichtschwach und meist undeutlich.

Oft können aus einem unregelmäßig gebrochenen Strahlenbündel durch eine enge Blende schmale ganz oder nahezu homozentrische Bündel abgesondert werden. Wir kommen darauf beim unregelmäßigen Astigmatismus des Auges zurück.

D. Monochromatische und chromatische Aberration.

Bei Brechung an einer Kugelfläche bleibt ein von einem achsennahen Punkt ausgehendes Strahlenbündel nur dann homozentrisch, wenn alle Strahlen die Fläche unter sehr kleinen Einfallswinkeln treffen und das Strahlenbündel nur einfaches Licht enthält. Die Erfüllung der ersten Bedingung kann dadurch gestört sein, daß der Öffnungswinkel der Kugelfläche oder der des Strahlenbündels[1] zu groß ist. In diesem Fall macht sich die stärkere Brechung oder sphärische Aberration der Randstrahlen geltend, sie haben, je nach der Beschaffenheit des dioptrischen Systems und dem Abstand des leuchtenden Punktes, eine kürzere oder längere Vereinigungsweite als die zentralen Strahlen oder „Nullstrahlen", wie man den zentralen Teil des Strahlenbündels auch nennt. Bei positiver Vereinigungsweite bezeichnen wir auch die sphärische Aberration als positiv, bei negativer Vereinigungsweite als negativ.

Bei merklicher sphärischer Aberration entsteht von einem Punkt kein ganz scharfes optisches Bild, der schmalste Querschnitt des gebrochenen Strahlenbündels ist nicht punktförmig, sondern bildet einen kleinen Zerstreuungskreis, der, ähnlich wie der Brennkreis bei

1 Den Winkel, den die Randstrahlen in einem durch die Achse des Strahlenkegels gelegten Schnitt miteinander bilden, bezeichnen wir als Öffnungswinkel des Strahlenbündels; er kommt z. B. bei der Brechung an einer ebenen Fläche für die Aberration allein in Betracht, da hier der Öffnungswinkel der Fläche unendlich klein ist.

einem astigmatisch gebrochenen Strahlenbündel, näher dem Vereinigungspunkt der stärker gebrochenen Strahlen, hier also dem der Randstrahlen, liegt (da jene einen Kegel von größerem Öffnungswinkel bilden, also nach ihrer Vereinigung rascher divergieren). Den Halbmesser dieses kleinsten Zerstreuungskreises nennt man die *Seitenabweichung*, den Unterschied der Vereinigungsweite der Randstrahlen und der Nullstrahlen die *Längenabweichung* der sphärischen Aberration. (Die Längenabweichung entspricht gewissermaßen der Brennstrecke bei astigmatischer Lichtbrechung.)

Es giebt für jede Kugelfläche ein bestimmtes konjugiertes Punktpaar auf der Achse (abgesehen vom Krümmungsmittelpunkt), für das die Strahlen nach der Brechung homozentrisch bleiben, für dieses Punktpaar ist die Kugelfläche *aberrationsfrei*. Ebenso sind gewisse andere Flächen für einen bestimmten Objektabstand aberrationsfrei, so für den *unendlich fernen* Achsenpunkt eine bestimmte Form von *Drehungsellipsoiden*, bei denen der Krümmungsradius vom Scheitel (Pol) nach dem Äquator hin in bestimmter Weise zunimmt; eine Fläche, bei der der Krümmungsradius nach dem Rande ihn *rascher* zunimmt, bewirkt bei sonst gleichen Bedingungen eine *schwächere* Brechung der *Randstrahlen*, die sphärische Aberration ist „*überkorrigiert*“.

Durch Kombination von Flächen mit sphärischer Aberration und mit überkorrigierter sphärischer Aberration, ebenso durch Kombination sphärischer Flächen mit positiver und negativer Aberration kann für einen bestimmten Objektabstand die Aberration vermindert oder beseitigt werden. Ein solches aberrationsfreies System, ebenso eine aberrationsfreie Fläche, nennt man *aplanatisch* (ἀ und πλανάομαι, ich schweife, also ein System ohne abschweifende Strahlen).

Die sphärische und die überkorrigierte sphärische Aberration bezeichnet man als *monochromatische* Aberration oder Abweichung, weil ihr auch Strahlenbündel von *einfarbigem* Licht unterworfen sind.

In der Regel sendet ein leuchtender Punkt Lichtstrahlen von *verschiedener Wellenlänge* aus; für diese ist wegen ihrer verschiedenen Fortpflanzungsgeschwindigkeit in durchsichtigen Mitteln die Brechungszahl eines und desselben Mittels verschieden, diese ist um so größer, je kürzer die Wellenlänge. In einem homozentrisch brechenden System ist deshalb die *Brennweite für kurzwellige Strahlen kürzer*, als für langwellige, ein aus gemischtem Licht bestehendes Strahlenbündel kann sich daher nicht genau in einem

Punkt vereinigen, in der Brennebene für die Strahlen einer bestimmten Wellenlänge bilden nur diese Strahlen einen Punkt, die andersfarbigen Strahlen dagegen Zerstreuungskreise. Für die Optik des Auges kommt indes diese „chromatische Aberration" oder Farbenabweichung praktisch nicht wesentlich in Betracht, wir können uns meist ohne wesentlichen Fehler jedes Strahlenbündel als aus Strahlen mittlerer Brechbarkeit (Gelb bis Grün) bestehend vorstellen; wo diese sich zu einem Bildpunkt vereinigen, sind die Zerstreuungskreise der andersfarbigen Strahlen meist so klein oder so lichtschwach, daß sie nicht stören.

3. Das Auge als optischer Apparat.

A. Das dioptrische System des Auges.

Das menschliche Auge stellt ein sehr kompliziertes lichtsammelndes System dar, dessen Brechkraft wegen der Fähigkeit der Linse, ihre Form zu ändern, in gewissem Umfange schwankt. Es entwirft auf der Netzhaut ein Beleuchtungsbild der Außenwelt. Die Formänderung der Linse ist von der Thätigkeit des Ciliarmuskels abhängig; ihre Wirkung auf den dioptrischen Zustand des Auges bedingt die Akkommodation (s. II. Teil). Die Linse hat ihre flachste Form und damit ihre geringste Brechkraft, wenn der Ciliarmuskel in Ruhe, das Auge also akkommodationslos ist. Wir betrachten zunächst das dioptrische System des Auges unter Ausschluß der Akkommodation.

Als brechende Flächen haben wir die beiden Oberflächen der Hornhaut und der Linse, und die Flächen der zahlreichen Schichten, aus denen die Linse zusammengesetzt ist. Als durchsichtige Mittel haben wir vor dem Auge Luft, im Auge die Hornhautsubstanz, das Kammerwasser, die Substanz des Linsenkerns und der verschiedenen Linsenschichten, die von außen nach dem Kern zu an optischer Dichtigkeit zunehmen, und den Glaskörper. Von der Wirkung dieses dioptrischen Systems können wir uns leicht eine Vorstellung machen, wenn wir uns gewisse Vereinfachungen gestatten, die an der Wirkung nichts Wesentliches ändern. Zunächst können wir die Wirkung der hinteren Hornhautfläche vernachlässigen, da Hornhaut und Kammerwasser fast ganz dieselbe optische Dichtigkeit haben und deshalb die Brechung an der hinteren Hornhautfläche verschwindend gering ist. Die geschichtete Linse können wir uns ersetzt denken durch eine in sich gleichartige Linse von derselben Form und mit bestimmtem Brechungsvermögen, das etwas größer als das des Linsenkerns ist.

Die brechende Wirkung für den Übergang der Lichtstrahlen aus dem Kammerwasser durch die Linsenschichten und den Kern in den Glaskörper verteilt sich auf eine große Anzahl brechender Flächen, deren Konvexität immer dem optisch dünneren Mittel zugekehrt ist, und deren Krümmungshalbmesser nach dem Kern hin abnimmt; jede einzelne dieser Flächen wirkt daher lichtsammelnd (wenn auch verhältnismäßig schwach, da der Dichtigkeitsunterschied benachbarter Schichten gering ist). Die Summe aller dieser Brechungen, die größtenteils an Flächen von kürzerem Krümmungshalbmesser als dem der Oberflächen der Linse stattfinden, könnte auch ersetzt werden durch die Brechung an einer isotropen Linse mit dem Brechungsindex des Kerns, deren Oberflächen einen größeren Krümmungshalbmesser als der Kern und einen kleineren als die Oberflächen der wirklichen Linse hätten. Eine isotrope Linse von der Form der wirklichen Linse könnte daher nur bei stärkerem Brechungsindex, als dem des Kerns, dieselbe Brechkraft haben.

(Der Umstand, daß die Linsenschichten nach dem Äquator der Linse hin dicker sind, also die Krümmungshalbmesser der einzelnen Trennungsflächen nach dem Kern zu rascher abnehmen, als wenn die Schichten genau konzentrisch wären, steigert noch etwas die Sammelwirkung der einzelnen Flächen.)

Durch Untersuchungen an Lebenden hat v. Helmholtz die optischen Konstanten für ein **schematisches Durchschnittsauge** bestimmt und daraus die Lage der Kardinalpunkte (s. S. 32) für das dioptrische System eines solchen schematischen Auges abgeleitet. Darnach liegt

der vordere Hauptbrennpunkt	13,7 mm	vor dem Hornhautscheitel
erste Hauptpunkt	1,75 „	hinter
zweite „	2,1	
erste Knotenpunkt	6,97 „	
zweite „	7,3	
„ hintere Hauptbrennpunkt	22,8	

Die hintere Hauptbrennweite (Abstand des hinteren Hauptbrennpunktes vom zweiten Hauptpunkt) beträgt somit 20,7 mm, die vordere Hauptbrennweite 15,5 mm.

Fig. 23 zeigt die Lage der Kardinalpunkte des schematischen Auges: $h_{,}$ und $h_{,,}$ sind die beiden Hauptpunkte, $k_{,}$ und $k_{,,}$ die beiden Knotenpunkte, $F_{,}F_{,,}$ ist die optische Achse.

Da die beiden Hauptpunkte, sowie die beiden Knotenpunkte sehr nahe bei einander liegen, lassen sie sich ohne praktisch wichtigen Fehler in je einen Haupt- und Knotenpunkt zusammenziehen (reduziertes Auge nach LISTING); die Wirkung eines solchen vereinfachten Auges würde durch eine einzige Kugelfläche hervorgebracht, deren Mittelpunkt der Knotenpunkt und deren Scheitel der Hauptpunkt wäre, während sich vor ihr Luft, hinter ihr Glaskörper befände. In Fig. 23 ist die Kugelfläche

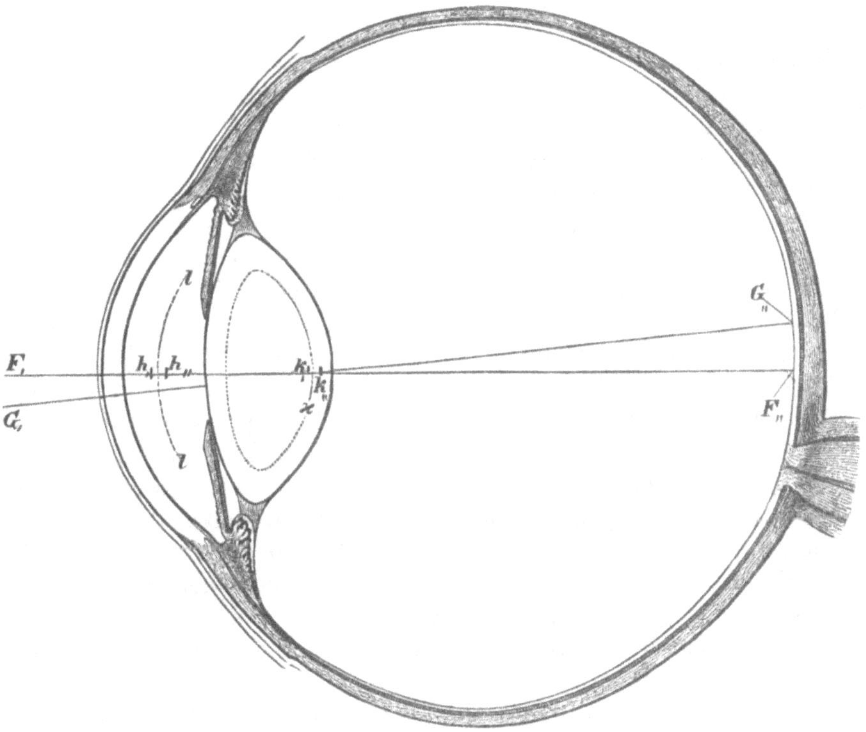

Fig. 23 (nach HELMHOLTZ).

des reduzierten Auges durch die Linie *ll*, ihr Krümmungsmittelpunkt bei $\varkappa$ angegeben.

Für unsere Betrachtungen genügen die von DONDERS vorgeschlagen abgerundeten Werte des **vereinfachten Auges**, wonach dessen Hornhaut einen Krümmungshalbmesser von 5 mm hätte, die hintere Hauptbrennweite 20 mm, die vordere 15 mm betragen würde.

B. Die optischen Bedingungen des Sehens.

Die optischen Bedingungen für ein möglichst deutliches Sehen sind erfüllt, wenn von Gegenständen der Außenwelt auf der physiologisch leistungsfähigsten Stelle der Netzhaut ein Beleuchtungsbild zu Stande kommt, dessen Deutlichkeit eine für die mögliche Feinheit der Wahrnehmung (die größtmögliche physiologische Leistungsfähigkeit des Auges) hinreichend genaue Reizabgrenzung in der Netzhaut bedingt.

Die physiologisch leistungsfähigste Netzhautstelle, der gelbe Fleck (Macula lutea) mit dem Netzhautgrübchen (Fovea centralis), liegt in der Regel etwas schläfenwärts vom Schnittpunkt der optischen Achse mit der Netzhaut; von der Beschaffenheit des Beleuchtungsbildes an dieser Stelle hängt zunächst die Deutlichkeit des Sehens ab. Das Beleuchtungsbild auf dem gelben Fleck kann nur dann vollkommen deutlich sein, wenn es zugleich optisches Bild ist (s. S. 33), also wenn das optische Bild eines Gegenstandes genau in die Netzhaut fällt; ist dies der Fall, so sagen wir, das Auge ist auf den Gegenstand optisch eingestellt.

Die optische Einstellung bezieht sich besonders auf den Punkt, dessen Bild in die Mitte der Fovea fällt; dieser Punkt wird direkt angesehen, fixiert, er heißt daher Fixierpunkt; sein Richtungsstrahl ist die Gesichtslinie (s. Fig. 23, Linie $G, G_{,,}$).

Ist das Auge auf einen Punkt eines körperlichen Gegenstandes eingestellt, so fällt dessen Beleuchtungsbild auf der Netzhaut nicht genau mit dem optischen Bild zusammen (s. S. 33); bei dem im Verhältnis zur Brennweite meist großen Objektabstand weicht aber das optische Bild nur wenig von einer ebenen Figur ab, das ganze Netzhautbild wird hinreichend scharf, da alle Zerstreuungskreise sehr klein bleiben.

Die optische Einstellung für verschiedene Objektabstände wird durch die von der Thätigkeit des Ciliarmuskels abhängige Veränderung der Brechkraft des Auges, die Akkommodation, bewirkt und als physiologische Leistung im zweiten Teil besprochen.

Ist das Auge für einen bestimmten Objektabstand nicht optisch eingestellt, so entsteht auf der Netzhaut ein Zerstreuungsbild, dessen Deutlichkeit vom Verhältnis der Größe der Zerstreuungskreise zur Bildgröße abhängt (s. S. 34f.). Die Zerstreuungskreise sind um so kleiner, je geringer der Abstand des optischen Bildes von der Netzhaut und je enger die Pupille ist.

Ferner wird das Netzhautbild undeutlich, wenn überhaupt kein genaues optisches Bild möglich ist, also wenn eine der brechenden Flächen des Auges nicht homozentrisch bricht, oder merkliche sphärische (oder überkorrigierte sphärische) Aberration vorliegt; wenn die Zentrierung des dioptrischen Systems zu fehlerhaft ist (eine genaue Zentrierung ist nach v. Helmholtz meist nicht vorhanden); endlich wenn der Gang der Lichtstrahlen in den durchsichtigen Mitteln gestört wird (durch Trübungen oder Ungleichmäßigkeiten in der optischen Dichtigkeit). Chromatische Abweichung beeinträchtigt die Bilddeutlichkeit nur unter gewissen Bedingungen, die für unsere Zwecke nicht wichtig sind.

Alle Zerstreuungsbilder sind (unter sonst gleichen Umständen) um so deutlicher, je enger die Pupille (oder auch eine vor dem Auge angebrachte Blende) ist.

Für die physiologischen Leistungen der Netzhaut außerhalb des gelben Fleckes kommt die Deutlichkeit der Netzhautbilder nicht wesentlich in Betracht.

Die Abhängigkeit der physiologischen Leistungen des Auges von den optischen Bedingungen wird im zweiten Teil besprochen.

4. Die Brillengläser.

Zur Funktionsprüfung des Auges ist ein Brillenkasten mit entsprechender Auswahl von Brillengläsern unentbehrlich, er enthält als wichtigste optische Untersuchungsmittel Prismen und Linsen.

A. Prismen.

In der Optik versteht man unter Prisma einen von zwei gegeneinander geneigten Ebenen begrenzten durchsichtigen Körper; die übrige Begrenzung des Körpers ist im allgemeinen gleichgiltig. Der Winkel, unter dem die beiden Ebenen sich schneiden (in Wirklichkeit oder in ihrer gedachten Verlängerung), heißt Prismenwinkel oder Kantenwinkel oder brechender Winkel, die Schnittlinie selbst heißt Kante. Die Basis ist eine der Kante gegenüberliegende (wirklich vorhandene oder gedachte) Fläche.

Ein homozentrisches Strahlenbündel wird durch ein Prisma im allgemeinen astigmatisch gebrochen (die eine Brennlinie liegt senkrecht, die andere parallel zur Prismenkante); unter der Voraussetzung aber, daß der Prismenwinkel klein ist, das Strahlenbündel einen sehr kleinen Öffnungswinkel hat und die beiden Prismenflächen nahe der Kante annähernd senkrecht trifft (was nur bei kleinem Kantenwinkel möglich ist), können wir das Strahlenbündel auch nach dem Durchgang durch das Prisma als homozentrisch ansehen.

Fig. 24 zeigt die Wirkung eines Prismas. *ABC* sei der senkrechte Durchschnitt durch ein Prisma von Glas mit dem Kanten-

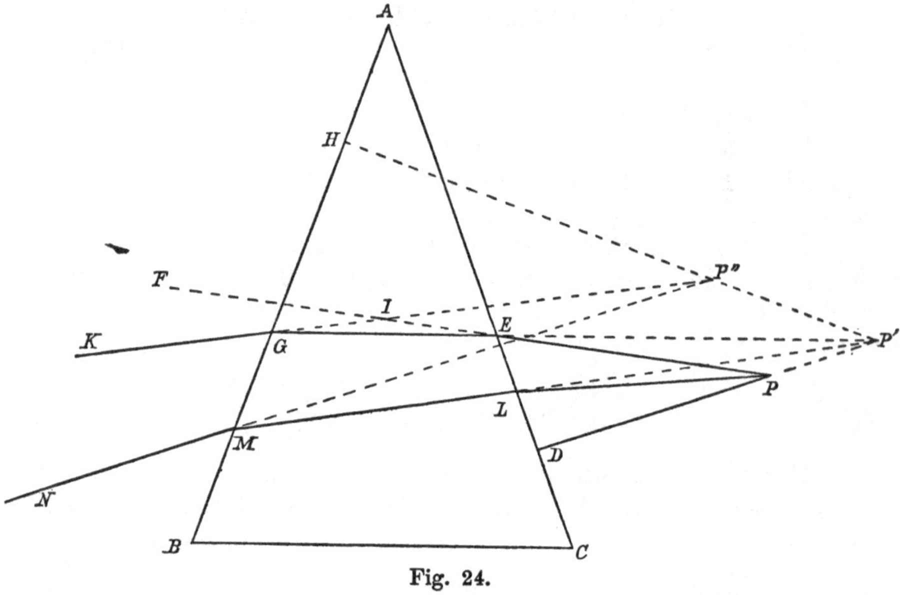

Fig. 24.

winkel bei *A* (dieser ist der Deutlichkeit der Zeichnung wegen verhältnismäßig groß gewählt). Von einem Punkt *P* treffe ein dünnes (durch eine Blende durchgelassenes) Strahlenbündel die Prismenfläche *AC*, seine Randstrahlen seien *PE* und *PL*; diese gehen im Prisma so weiter, als ob sie von *P'* herkämen, dem Bild von *P* für den Übergang des Strahlenbündels aus Luft durch die Fläche *AC* in Glas; *P'* liegt auf dem rückwärts verlängerten Lote *PD*, sein Abstand von der Fläche verhält sich zu dem des Punktes *P* wie die Brechungszahl des Glases zu der der Luft (s. S. 27). Die gebrochenen Strahlen treffen die zweite Prismenfläche in *G* und *M* und verlassen das Prisma so, als ob sie von *P''*, dem Bild von *P'* für den Übergang des

Strahlenbündelsaus dem Prisma in Luft, herkämen (P' ist „virtuelles Objekt" für den Übergang der Strahlen aus dem Prisma in Luft, sein ebenfalls virtueller Bildpunkt P'' liegt auf dem Lot $P'H$, der Abstand des Bildpunktes P'' von der Fläche AB verhält sich zum Abstand des Objektpunktes P' wie die Brechungszahl der Luft zu der des Glases, also auch wie $PD:P'D$, man findet somit P'' nach Fällung des Lotes $P'H$ einfach, indem man $PP'' \parallel DH$ zieht).

Die von P ausgehenden Strahlen werden also durch das Prisma der Basis zu abgelenkt, d. h. sie haben nach dem Durchgang durch das Prisma eine Richtung, als ob sie von P'' herkämen; für ein links von unserem Prisma befindliches Auge erscheint somit der Punkt P nach der Kante des Prismas hin verschoben.

Die Ablenkung durch ein Prisma ist am geringsten für Lichtstrahlen, die symmetrisch durch das Prisma gehen, also gleiche Winkel mit den beiden Prismenflächen bilden (s. Fig. 25 Strahl $PEGK$, Winkel KIF ist der Ablenkungswinkel; für alle zu PE parallelen Strahlen ist die Ablenkung dieselbe).

Bezeichnen wir mit ϱ den Prismenwinkel, mit n das Brechungsverhältnis von Glas zu Luft, mit δ den Winkel der geringsten Ablenkung, so besteht (unter den gemachten Voraussetzungen) zwischen diesen Größen die Beziehung:

$$\delta = (n-1)\varrho.$$

Ist z. B. $n = 1{,}5$, wie es bei den gebräuchlichen Prismen annähernd der Fall ist, so wird $\delta = \varrho/2$, die geringste Ablenkung beträgt dann also die Hälfte des Kantenwinkels.

Ist der Kantenwinkel $= o$, d. h. sind die beiden brechenden Flächen einander parallel, so ist auch die Ablenkung $= o$, bei einer dünnen planparallelen Platte findet keine Ablenkung statt (nur eine seitliche Verschiebung der Lichtstrahlen, die mit der Dicke der Platte wächst).

Wo es auf Maßbestimmungen mittels Prismen ankommt, halten wir diese stets so vor das Auge, daß nur die geringste Ablenkung in Betracht kommt. Dies ist hinreichend genau der Fall, wenn die dem Auge abgewandte Prismenfläche oder die den Prismenwinkel halbierende Ebene (streng genommen die den Winkel zwischen diesen beiden Flächen halbierende Ebene) senkrecht zur Gesichtslinie steht. Neigt man von dieser Stellung aus das Prisma vor- oder rückwärts, so nimmt die Verschiebung der Gegenstände zu, zugleich erscheinen sie mehr und mehr verzerrt wegen der mit dem Einfallswinkel zunehmenden astigmatischen Wirkung des Prismas.

Die Farbenzerstreuung infolge der verschiedenen Brechbarkeit der Strahlen verschiedener Wellenlänge macht sich schon bei verhältnismäßig schwachen Prismen geltend, die Ränder heller Flächen erscheinen deshalb farbig. Die Verwendung der Prismen bei der Funktionsprüfung wird dadurch nicht erschwert.

Die Brillenkasten enthalten gewöhnlich Prismen von 1^0 bis 18^0 Kantenwinkel, nach diesem sind sie numeriert. Zur Verwendbarkeit in einer Probierbrille sind sie rund geschnitten; die Nummer steht an der Seite der Basis, ihr gegenüber an der Kante ist meist ein radiärer Strich senkrecht zur Kante angebracht, wodurch deren Lage leicht erkennbar ist.

Will man ein Prisma mit bestimmter Kantenlage, z. B. mit der Kante genau nach unten, vor das Auge bringen, so setzt man es nach ungefährer Schätzung in das Brillengestell und kontroliert die Kantenlage, indem man sich das Gestell unter Vermeidung jeder Neigung vor ein Auge hält und mit diesem durch das Prisma und über dem Prisma weg nach einer senkrechten Linie (Kante eines Möbels oder Fensterkreuzes u. s. w.) sieht; liegt die Prismenkante genau wagrecht, so erscheint die senkrechte Linie nicht unterbrochen, das durch das Prisma gesehene Stück ist nur in der Flucht der Linie selbst nach unten verschoben; liegt die Prismenkante nicht genau wagrecht, so erscheint ein Stück der senkrechten Linie durch das Prisma nach der Seite hin herausgebrochen, nach der die Kante abweicht, man dreht dann die Kante in entgegengesetzter Richtung, bis die Linie nicht mehr unterbrochen erscheint.

Ganz entsprechend kontroliert man die Kantenlage nach links oder rechts, indem man nach einer wagrechten Linie durch das Prisma sieht.

B. Linsen.

Linsen sind durchsichtige Körper, die von zwei gekrümmten Flächen oder von einer gekrümmten und einer ebenen Fläche begrenzt sind.

Der Brillenkasten enthält zwei Arten von Linsen: Linsen mit zwei Kugelflächen, oder sphärische Linsen, und Linsen mit zwei zylindrisch gekrümmten Flächen oder mit einer zylindrisch gekrümmten und einer ebenen Fläche: sog. Zylinderlinsen.

a) Sphärische Linsen.

Bei einer sphärischen Linse in Luft haben wir ein dioptrisches System von drei durchsichtigen Mitteln mit zwei homozentrisch brechenden Trennungsflächen, wobei das erste und letzte Mittel gleich sind; die vordere und hintere Brennweite einer Linse sind somit gleich (s. S. 32), eine solche Linse hat daher nur einerlei Brechkraft, gleichgiltig, ob die Strahlen von der einen oder von der andern Seite durchgehen; die Knotenpunkte fallen mit den Hauptpunkten zusammen.

Bei lichtsammelnden Linsen können beide Flächen konvex sein — bikonvexe Linsen —, oder eine Fläche konvex, die andere plan — plankonvexe Linsen —, oder eine Fläche konvex, die andere konkav, aber schwächer gekrümmt als die konvexe Fläche — konkavkonvexe Linsen oder positive Menisken (ihr Durchschnitt ist halbmondförmig, μηνίσκος, kleiner Mond). Alle drei Sorten sind in der Mitte dicker als am Rande.

Die Zerstreuungslinsen sind entweder bikonkav oder plankonkav oder konvexkonkav (negativer Meniskus); bei der letzten Art ist die konkave Fläche stärker gekrümmt (die Wirkung ist hier nur dann lichtzerstreuend, wenn die Differenz der Krümmungsradien beider Flächen größer ist, als ein Drittel der Linsendicke; dies ist bei den gebräuchlichen Linsen stets der Fall).

Die Linsen des Brillenkastens sind bikonkav und bikonvex.

Zu Brillengläsern werden auch Menisken verwendet, deren konkave Seite dem Auge zugekehrt wird. Das Auge sieht bei Blickwendungen durch die Randteile eines solchen Glases deutlicher, als durch die eines gleich starken bikonvexen oder bikonkaven Glases. Die durch die Randteile einer bikonvexen oder bikonkaven Linse in die Pupille dringenden Strahlenbündel treffen die vordere oder hintere Fläche dieser Linse unter sehr großen Einfallswinkeln und werden daher merklich astigmatisch gebrochen; durch einen Meniskus kann das Auge besser „umhersehen", man nennt solche Gläser daher auch periskopische Gläser.

Die Lage der Knotenpunkte einer Linse können wir leicht finden. Die in der optischen Achse liegenden Halbmesser der Oberflächen einer bikonvexen oder bikonkaven Linse (Fig. 25 und 26) seien $C_1 S_1$ und $C_2 S_2$; ziehen wir von C_1 nach einem beliebigen Punkt D der zugehörigen Linsenfläche den Radius $C_1 D$, ferner von C_2 den Radius $C_2 E \parallel C_1 D$; die Linie ED schneidet die optische Achse in O. Betrachten wir O als leuchtenden Punkt, so bilden die Strahlen OE und OD mit den Einfallsloten gleiche Winkel, die

Brechungswinkel sind daher auch gleich, und somit sind die Strahlen nach ihrem Übergang in die Luft einander parallel. Da sie aus dem dichteren in das dünnere Mittel übergehen, werden sie vom Einfallslot weg gebrochen. Die Schnittpunkte dieser Strahlen (in

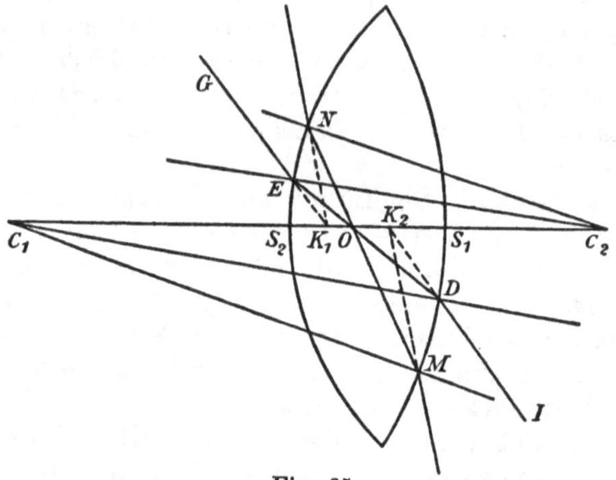

Fig. 25.

ihrer Verlängerung nach rückwärts) mit der optischen Achse, K_1 und K_2, sind die Knotenpunkte und zugleich die Hauptpunkte der Linse. Alle Strahlen, die vor der Linse nach K_1 gerichtet sind,

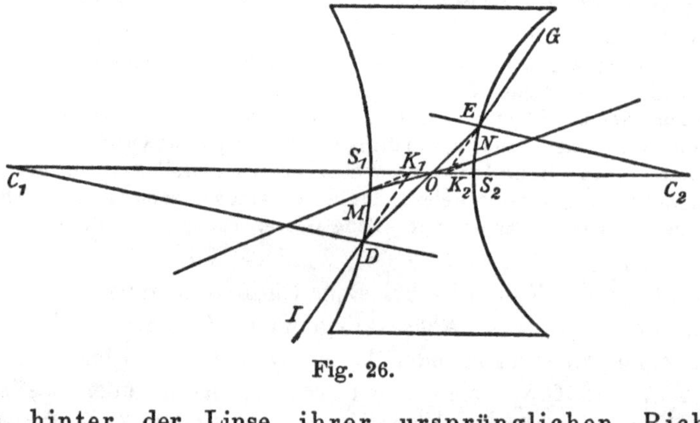

Fig. 26.

gehen hinter der Linse ihrer ursprünglichen Richtung parallel weiter, und zwar so, als ob sie von K_2 herkämen; in der Linse selbst gehen sie alle durch den Punkt O, dieser heißt der optische Mittelpunkt der Linse, er ist der innere Ähnlichkeitspunkt der beiden Kugelflächen und liegt stets näher bei der stärker gekrümmten Fläche.

K_1 ist als Schnittpunkt des Achsenstrahles mit einem andern von O ausgehenden Strahl das durch die vordere Linsenfläche (als Trennungsfläche eines einfachen Systems) entworfene Bild von O, und K_2 ist das durch die hintere Linsenfläche entworfene Bild von O, somit ist für das ganze System (Linse mit umgebender Luft) K_2 das Bild von K_1 und umgekehrt, also alle Strahlen, die vor der Linse nach K_1 gerichtet sind, gehen in der Linse durch O und hinter der Linse (rückwärts verlängert) durch K_2. Jeder durch O gehende Strahl schneidet die beiden Linsenflächen so, daß die nach den Schnittpunkten gezogenen Kugelhalbmesser, d. h. die Einfallslote für diese Punkte, einander parallel sind. (Wegen der Ähnlichkeit der Dreiecke EOC_2 und DOC_1 ist:

$$C_1 O : C_2 O = C_1 D : C_2 E = r_1 : r_2 ;$$

irgend eine andere gerade Linie durch O treffe die Kugelflächen in M und N, dann ist $C_1 O : C_2 O = r_1 : r_2 = C_1 M : C_2 N$, oder $C_1 O : C_1 M = C_2 O : C_2 N$, und ferner $\sphericalangle C_1 O M = \sphericalangle C_2 O N$, somit ist in den Dreiecken $C_1 OM$ und $C_2 ON$ das Verhältnis zweier Seiten, sowie der der größeren (Fig. 25) resp. kleineren (Fig. 26) Seite gegenüberliegende Winkel gleich, also sind diese Dreicke einander ähnlich. Daraus folgt: $\sphericalangle NMC_1 = \sphericalangle MNC_2$ und $C_2 N \parallel C_1 M$). Für jeden durch O gehenden Strahl sind daher die vor und hinter der Linse gelegenen Teile einander parallel, da sie gleiche Winkel mit den Einfallsloten bilden.

Aus der Ähnlichkeit der Dreiecke $C_1 OM$ und $C_2 ON$ folgt ferner: $OM : ON = r_1 : r_2$, d. h. O teilt jeden Strahl innerhalb der Linsenflächen nach dem Verhältnis der Krümmungsradien, dies gilt auch für den Achsenstrahl, es ist daher auch $S_1 O : S_2 O = r_1 : r_2$.

Da unsere Linsen im allgemeinen so dünn sind, daß die Knotenpunkte sehr nahe bei einander liegen, können wir ohne merklichen Fehler die beiden Knotenpunkte durch den zwischen ihnen liegenden optischen Mittelpunkt ersetzen, und Strahlen, die vor der Linse gegen den optischen Mittelpunkt gerichtet sind, als ungebrochen durch die Linse gehend, also als Richtungsstrahlen, betrachten. Wir denken uns die Brechung durch eine Linse in einer die beiden Hauptebenen vertretenden Fläche konzentriert, die zugleich den optischen Mittelpunkt als den Vertreter beider Knotenpunkte enthält. Die geometrische Darstellung der Brechung durch eine Linse wird damit sehr einfach, diese entspricht ganz der Brechung an einer Kugelfläche, nur daß der Kreuzungspunkt der Richtungsstrahlen in die brechende Fläche selbst fällt und die vordere und hintere Brennweite gleich sind; für die Wirkung der Linse ist es daher gleichgiltig, ob die Lichtstrahlen von der einen oder von der andern Seite durchgehen.

Fig. 27 zeigt das Verhalten zwischen Objekt und Bild bei stetig sich änderndem Objektabstand für eine Sammellinse mit den positiven Brennweiten OF_1 und OF_2.

Wandert das Objekt von ∞ bis in die vordere Hauptbrennebene, so wandert das reelle umgekehrte Bild von der hinteren Hauptbrennebene bis ∞ und wächst von Punktgröße zu unendlicher Größe. Rückt das Objekt von der vorderen Hauptbrennebene bis zur Linse, so wandert das virtuelle aufrechte Bild von rückwärts unendlich bis zur Linse und nimmt von unendlicher Größe ab bis zu Objektgröße, in der Linse fallen Objekt und Bild

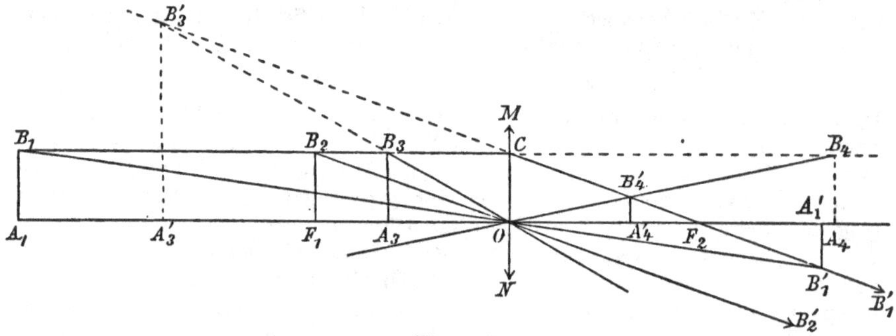

Fig. 27.

der Lage und Größe nach zusammen. Rückt das „virtuelle" Objekt jenseits der Linse (in „negativem Objektabstand") bis ∞, so wandert das aufrechte reelle Bild von der Linse bis zur hinteren Hauptbrennebene und nimmt von Objektgröße ab bis zu Punktgröße.

Fig. 28 zeigt das Verhalten zwischen Objekt und Bild bei einer Zerstreuungslinse mit den negativen Hauptbrennweiten OF_1 und OF_2.

Wandert das reelle Objekt von ∞ bis zur Linsenfläche, so wandert das virtuelle aufrechte Bild von der (rückwärts gelegenen) zweiten Hauptbrennebene bis zur Linse und wächst von Punktgröße bis zu Objektgröße. Rückt das „virtuelle" Objekt jenseits der Linse bis in die erste Hauptbrennebene, so wandert das reelle aufrechte Bild von der Linse bis ∞ und wächst von Objektgröße zu unendlicher Größe. Wandert das virtuelle Objekt von der ersten Hauptbrennebene jenseits der Linse weiter bis ∞, so wandert sein virtuelles umgekehrtes Bild von rückwärts Unendlich bis zur zweiten Hauptbrennebene und nimmt von unendlicher Größe ab bis zu Punktgröße.

Wir benennen die Linsen nach ihrer Brechkraft in Dioptrien (s. S. 32), und zwar positiv, wenn sie lichtsammelnd, negativ, wenn sie lichtzerstreuend sind; z. B. eine Linse mit positiver Brennweite von 25 cm ($= {}^1/_4$ m) bezeichnen wir mit $+ 4$ D oder $+ 4{,}0$, ihre

Brechkraft beträgt also 4 Dioptrien, d. h. das Vierfache der Einheitslinse (Meterlinse nach NAGEL), deren Brennweite = 1 m und deren Brechkraft 1 Dioptrie ist. Eine Linse mit negativer Brennweite von 20 cm bezeichnen wir mit —5 D oder —5,0, sie hat eine negative Brechkraft von 5 Dioptrien. Zwei Linsen von bestimmter Brechkraft, die dicht aneinander gelegt werden, können immer durch eine Linse ersetzt werden, deren Brechkraft gleich der Summe der Brechkräfte jener zwei Linsen ist; so ist die Gesamtwirkung einer Linse von + 2 D und einer Linse von + 3 D gleich der Wirkung einer Linse von + 5 D; eine Linse von + 3 D und eine Linse von — 2 D wirken zusammen wie eine Linse von + 1 D.

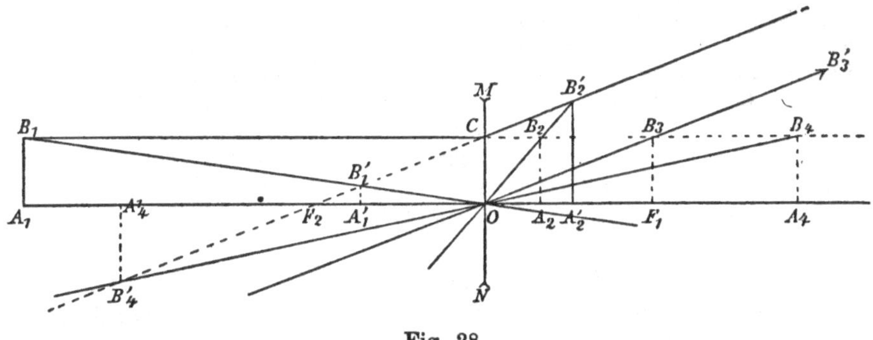

Fig. 28.

Zur feineren Abstufung, auf die es besonders bei den schwächeren Gläsern ankommt, gebraucht man noch halbe und Viertelsdioptrien, die durch Dezimalen ausgedrückt werden. Die schwächsten Gläser des Brillenkastens sind + 0,25 und — 0,25, sie haben eine positive und negative Brennweite von 4 m.

Früher bezeichnete man die Linsen nach dem im Zollmaß ausgedrückten Krümmungsradius der Linsenflächen, dessen Maß man zugleich als Maß der Brennweite gelten ließ. Bei symmetrischen Linsen, d. h. Linsen mit zwei gleichen Krümmungsflächen, ist die Brennweite zufällig genau gleich dem Krümmungshalbmesser der Flächen, wenn der Brechungsindex des Glases = 1,5. Zwischen den Radien einer Linse und deren Brennweite besteht die Beziehung:

$$\frac{1}{f} = (n-1)\left(\frac{1}{r_1} + \frac{1}{r_2}\right);$$

bei symmetrischen Linsen sind r_1 und r_2 gleich, wir können dann schreiben: $1/f = (n-1) . 2/r$; wenn also $n = 1{,}5$, so wird $1/f = 0{,}5 . 2/r = 1/r$, d. h. $f = r$.

Der Brechungsindex des Glases ist aber gewöhnlich etwas größer als 1,5, die Brennweite daher in Wirklichkeit etwas kleiner als der Radius der

Linsenflächen, so daß einer Brennweite von 1 m (= 38,2 preußischen = 37 Pariser Zoll) ziemlich genau ein Glas von 40″ (d. h. 40 Zoll) Krümmungsradius entspricht; das alte Glas Nr. 40 entspricht also der jetzigen Einheitslinse von 1 D. Nr. 20 nach Zollmaß hat die halbe Brennweite des Glases Nr. 40, also doppelt so große Brechkraft, d. h. 2 D; 16 im Zollmaß hat eine Brechkraft von 40 : 16 = 2,5 D, u. s. w. Wir erhalten also für ein nach Zollmaß bezeichnetes Glas seine Brechkraft in Dioptrien, wenn wir mit der Zollnummer in 40 dividieren; umgekehrt ist für ein Glas von x Dioptrien Brechkraft seine Brennweite im Zollmaß = $40 : x$. Brüche, die sich bei der Umrechnung ergeben, werden immer auf Halbe oder Viertel abgerundet, die beim Dioptriensystem (Metersystem) in Dezimalbruchform, beim Zollsystem als gewöhnliche Brüche geschrieben werden; so unterscheiden sich die beiden Systeme schon durch die Schreibweise ohne besondere Benennung.

Als Einheit der Brechkraft diente beim Zollmaß die Brechkraft einer Linse von 1″ Brennweite; die Brechkraft eines Glases von ± 2, ± 3 u. s. w. war daher = $\pm {}^1/_2$, $\pm {}^1/_3$ u. s. w. Da für den augenärztlichen Gebrauch nur Linsen von größerer Brennweite als 1″ in Betracht kommen, war die Brechkraft der Linse stets durch Brüche auszudrücken; die Addition und Subtraktion von Brechkräften war daher für unsichere Kopfrechner etwas umständlich.

Bei den stärkeren Gläsern macht 1 Zoll Unterschied in der Brennweite schon einen verhältnismäßig großen Unterschied in der Brechkraft, zur feineren Abstufung werden daher bei den stärkeren Zollnummern Halbe und Viertel eingeschaltet.

Das Verhalten des Bildabstandes zum Objektabstand bei einer Linse von bestimmter Brechkraft, das oben geometrisch dargelegt wurde, läßt sich leicht auch auf dem Wege der Rechnung bestimmen. Die Gleichung für die Beziehung zwischen Objektabstand, Bildabstand und Hauptbrennweiten (s. S. 19, Gleichung 5, und S. 31) wird bei den Linsen sehr einfach, da hier die vordere und hintere Hauptbrennweite gleich sind; wir erhalten: $f : a + f : b = 1$, oder

$$1) \qquad \frac{1}{a} + \frac{1}{b} = \frac{1}{f},$$

damit ergiebt sich für den Bildabstand (vgl. Gleichung 6 S. 19):

$$2) \qquad b = \frac{a f}{a - f}.$$

Wenn b negativ wird, so liegt das Bild auf der Seite der Linse, von der die Lichtstrahlen herkommen. Dies ist z. B., wie auch unsere geometrische Betrachtung (s. S. 64) zeigte, bei Konvexlinsen der Fall, wenn das Objekt zwischen dem ersten Hauptbrennpunkt und der Linse liegt, wenn also $a < f$. Die Anwendung der Gleichung 2 möge ein Beispiel erläutern: Wo liegt bei einer Linse von + 4 D das optische Bild eines 20 cm von der Linse entfernten Gegenstandes? Hier ist der Objektabstand a = 20 cm, die Hauptbrennweite $f = 100 : 4 = 25$ cm, also der Bildabstand:

$$b = \frac{20 . 25}{20 - 25} = \frac{20 . 25}{-5} = - 100 \text{ cm},$$

d. h. das Bild liegt in 1 cm Abstand von der Linse auf derselben Seite wie der Gegenstand.

Durch Einsetzen entsprechender Werte in die Gleichung 2 lassen sich leicht auch alle anderen oben geometrisch betrachteten Möglichkeiten ableiten. Man sieht leicht, daß bei Konkavlinsen für jeden positiven Objektabstand der Bildabstand negativ wird.

Die Bildgröße verhält sich zur Objektgröße wie der Bildabstand zum Objektabstand. Bezeichnen wir die Objektgröße mit $\mathfrak{A}$, die Bildgröße mit $\mathfrak{B}$, so ist $\mathfrak{B} : \mathfrak{A} = b : a$, also

$$\mathfrak{B} = \frac{\mathfrak{A}\, b}{a}. \qquad 3)$$

Das Bild ist aufrecht (gleichgerichtet mit dem Objekt), wenn es auf derselben Seite liegt, wie das Objekt; umgekehrt, wenn es auf der anderen Seite der Linse liegt.

Das Bild ist aufrecht, wenn $\mathfrak{B}$ negativ wird, umgekehrt, wenn $\mathfrak{B}$ positiv wird. Da wir den Bildabstand als positiv bezeichnen, wenn das Bild im letzten Mittel liegt, also reell ist, und als negativ, wenn es virtuell ist, so ergiebt sich aus der Rechnung die umgekehrte Bildlage als positiv, und die aufrechte als negativ. Die umgekehrte Bildlage als negativ zu bezeichnen, wie es vielfach geschieht, ist nur dann folgerichtig, wenn man für alle Abstände von der Linse (oder den Hauptebenen eines dioptrischen Systems), also für Objekt- und Bildabstand — und damit auch für die Hauptbrennweiten — die eine Seite, aus der die Lichtstrahlen kommen, als positiv, die andere Seite als negativ bezeichnet; bei dieser Bezeichnungsweise hat aber jedes dioptrische System eine positive und eine negative Brennweite, man kann dann nicht mehr lichtzerstreuende Systeme als Systeme mit „negativen Hauptbrennweiten" bezeichnen. Mit dieser Abweichung von dem in der Ophthalmologie bisher üblichen Sprachgebrauch würde man aber unnötige Verwirrung anrichten.

b) Zylinderlinsen.

Zylinderlinsen sind Linsen mit einer oder zwei zylindrischen Flächen. Ihre Einführung verdanken wir Donders.

Einfach zylindrische Gläser: Die zylindrischen Linsen des Brillenkastens sind entweder von einer zylindrischen und einer ebenen Fläche begrenzt (planzylindrische Linsen) oder von zwei symmetrischen Zylinderflächen; diese können stets durch eine Linse der ersten Art ersetzt werden, deren zylindrische Fläche einen halb so großen Krümmungsradius (doppelt so starke Krümmung) hat, wir können unsere Betrachtung daher zunächst auf Linsen mit einer Zylinderfläche beschränken. Solche Linsen nennt man kurz Konvexzylinder oder Konkavzylinder, je nachdem die Zylinderfläche konvex oder konkav ist (s. Fig. 29 und 30).

Die Zylinderlinsen wirken astigmatisch; der eine Hauptschnitt schneidet die Zylinderfläche in einer geraden Linie (Mantellinie), die man als Zylinderachse der Linse bezeichnet (sie ist parallel der Achse des Zylinders, von dessen Oberfläche die zylindrische Linsenfläche einen Teil bildet, und nicht mit der optischen Achse zu verwechseln), der andere Hauptschnitt liegt rechtwinklig zur Zylinderachse, er enthält den Meridian stärkster Krümmung und somit stärkster (positiver oder negativer) Brechkraft, nach seiner Brechkraft wird die Brechkraft der Zylinderlinse benannt. Der die Zylinderachse enthaltende Hauptschnitt schneidet die Linse in zwei parallelen Linien, ein in diesem Hauptschnitt liegendes Strahlenbüschel wird daher (wie ein durch eine planparallele Platte gehendes Büschel) nicht abgelenkt, seine Brechkraft ist $=0$. Mit einer Zylinderlinse kann man daher ein

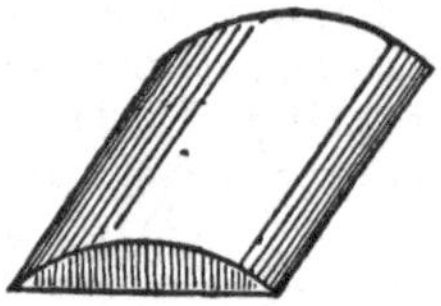

Fig. 29.

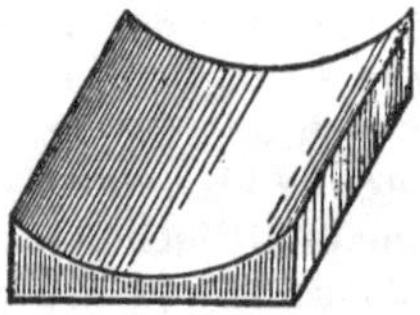

Fig. 30.

astigmatisches System zu einem homozentrisch brechenden System machen, indem man die Brechkraft des einen Hauptmeridians um die Brechraft einer ausgleichenden Zylinderlinse vermehrt oder vermindert, während die Brechkraft des anderen Hauptmeridians unverändert bleibt. Der stärkstbrechende Meridian der Zylinderlinse muß dabei in den Hauptschnitt des astigmatischen Systems fallen, dessen Brechkraft verändert werden soll, oder, was dasselbe bedeutet, die **Achse** der Zylinderlinse (d. h. die Zylinderachse) muß **rechtwinklig zu dem zu korrigierenden Hauptmeridian** des astigmatischen Systems liegen. (Beispiele siehe im zweiten Teile beim Astigmatismus des Auges.) Die Stellung eines Zylinderglases wird allgemein nach der Lage der Zylinderachse bezeichnet, diese ist durch zwei einander diametral gegenüberliegende kleine Striche am Rande der Linse gekennzeichnet.

Für Zylinderlinsen gebraucht man die Abkürzung cyl (oder auch *c*), die Lage der Zylinderachse wird durch die Abkürzung *A* hor (*A*—) oder *A* vert (*A* |) angegeben (das *A* wird oft auch weggelassen); z. B. cyl + 2,0 *A* | oder cyl + 2,0 *A* vert bedeutet einen Konvexzylinder von 2 D mit vertikaler Achse.

Bei anderer als vertikaler oder horizontaler Lage der Achse bezeichnet man die Gradabweichung des einen (oberen oder unteren, äußeren oder inneren) Endes der Achse von der vertikalen (horizontalen) Lage nach innen oder außen (oben oder unten); zur Messung der Abweichung dient ein mit Gradbogen versehenes Brillengestell. Eine einheitliche Bezeichnungsweise ist noch nicht durchgeführt.

Einfache Zylinderlinsen wirken wie eine Zylinderfläche bei einem einfachen System (s. S. 43), nur liegt der optische Mittelpunkt des stärkstbrechenden Meridians in der zylindrischen Fläche selbst, und im geradlinigen Hauptmeridian (Zylinderachse) erleiden auch Strahlenbüschel eines beliebigen, nicht unendlich fernen, Punktes keine Brechung (vgl. S. 44).

Bizylindrische Linsen haben zwei Zylinderflächen mit rechtwinklig zu einander liegenden Achsen. Für uns kommen nur bizylindrische Linsen in Betracht, bei denen die eine Fläche konvex, die andere konkav ist; sie stellen also eine Kombination einer plankonvexen und einer plankonkaven Zylinderlinse mit rechtwinkliger Kreuzung der Achsen dar, und dementsprechend werden sie auch bezeichnet, indem man die Brechkraft und die Achsenlage jeder Fläche angiebt und dazwischen das Verbindungszeichen ┌ oder ⊂ setzt: cyl + 2,0 *A* vert ┌ cyl − 1,0 *A* hor bedeutet also eine bizylindrische Linse (oder zwei einfach zylindrische Linsen) mit einer Brechkraft von **+ 2 D** im horizontalen Hauptmeridian (die Zylinderachse der konvexen Fläche liegt vertikal) und von **− 1 D** im vertikalen Hauptmeridian (die Achse der konkaven Fläche liegt horizontal). Der Unterschied der Brechkraft beider Hauptmeridiane, d. h. der Grad des Astigmatismus der Linse, ist $= + 2 - (-1) = 3$ D.

Die optische Wirkung entspricht der eines einfachen gemischt astigmatischen Systems (s. S. 42), nur liegen die optischen Mittelpunkte (Kreuzungspnnkte der Richtungsstrahlen) der Hauptschnitte in den brechenden Flächen selbst.

Sphärisch-zylindrische Linsen werden oft zu Brillengläsern verwendet, die eine Fläche ist sphärisch, die andere zylindrisch.

Sind beide Flächen konvex oder beide konkav, so sind beide Hauptschnitte lichtsammelnd oder beide lichtzerstreuend, der schwächstbrechende Hauptschnitt enthält die Achse der Zylinderfläche. Ein solches System wirkt wie die Kombination einer sphärischen mit einer einfach zylindrischen Linse und wird so auch bezeichnet: sph + 2,0 ⊂ cyl + 3,0 *A* — bedeutet also eine sphärisch-zylindrische Linse, deren sphärische Fläche eine Brechkraft von + 2 D, und deren zylindrische Fläche eine Brechkraft von + 3 D hat bei horizontaler Achsenlage. Der Unterschied der Brechkraft beider Hauptmeridiane (der Grad des Astigmatismus) ist direkt durch die Brechkraft der zylindrischen Fläche ausgedrückt; die Brechkraft des horizontalen Hauptmeridians beträgt + 2 D (sie hängt nur von der sphärischen Fläche ab), die des vertikalen beträgt + 5 D (= 2 D + 3 D). Ganz entsprechend ist sph — 2,0 ⊂ cyl — 3,0 *A* | ein System mit negativer Brechkraft von 5 D (also — 20 cm Brennweite) im horizontalen, und 2 D (— 50 cm Brennweite) im vertikalen Hauptmeridian (der die Zylinderachse enthält).

Ist die eine Fläche konvex, die andere konkav, so kann das astigmatische System lichtsammelnd oder lichtzerstreuend oder gemischt sein (s. S. 42); nur der letzte Fall ist praktisch wichtig, er liegt vor, wenn die zylindrische Fläche stärker gekrümmt ist, als die sphärische: sph + 2,0 ⊂ cyl — 3,0 *A* hor bedeutet eine Linse mit einer Brechkraft der sphärischen Fläche von + 2 D und der zylindrischen von — 3 D bei horizontaler Achsenlage; die Brechkraft des horizontalen Hauptmeridians beträgt + 2 D, die des vertikalen — 1 D (+ 2 — 3 = — 1), das entspricht also einer bizylindrischen Linse oder der Kombination einer konkaven und einer konvexen Zylinderfläche mit gekreuzten Achsen: cyl + 2,0 *A* vert Γ cyl — 1,0 *A* hor. Dieselbe Wirkung kann auch erreicht werden durch cyl + 3,0 *A* vert ⊂ sph — 1,0, denn bei dieser Kombination hat auch wieder der horizontale Meridian eine Brechkraft von + 2 D (3,0 — 1,0), der vertikale eine Brechkraft von — 1 D, somit sind die drei Kombinationen:

I. sph + 2,0 ⊂ cyl — 3,0 *A* hor;
II. cyl + 2,0 *A* vert Γ cyl — 1,0 *A* hor;
III. cyl + 3,0 *A* vert ⊂ sph — 1,0

dioptrisch gleichwertig.

Man kann also eine bizylindrische Linse (Kombination II) durch eine sphärisch-zylindrische Linse ersetzen, indem man entweder die konvexe Zylinderfläche durch eine sphärische Fläche von gleicher Brechkraft, und die konkave Zylinderfläche durch einen dem Grad des Astigmatismus entsprechenden Konkavzylinder ersetzt (Kombination I), oder indem man umgekehrt die konkave Zylinderfläche durch eine sphärische Fläche von gleicher Brechkraft und die konvexe Zylinderfläche durch einen dem Grad des Astigmatismus entsprechenden Konvexzylinder ersetzt (Kombination III).

Ein sphärisch-zylindrisches Glas ist einfacher und daher billiger herzustellen als ein bizylindrisches (bei dem der Schleifer darauf achten muß, daß die Zylinderachsen genau rechtwinklig zu einander zu liegen kommen), und ist deshalb bei Brillenverordnungen vorzuziehen. Man wählt gewöhnlich die Kombination mit der schwächeren sphärischen Fläche, (um das Glas möglichst dünn zu machen,) in dem oben gewählten Beispiel also Kombination III.

Die Wirkung der Zylinderlinsen läßt sich auch durch periskopische Gläser erreichen, deren vordere Fläche sphärisch konvex, und deren hintere, dem Auge zugekehrte Fläche konkav-torisch (mit zwei konkaven Hauptmeridianen verschiedener Krümmung) geschliffen wird, solche Linsen bezeichnet man (im engeren Sinn) als torische Gläser, sie sollen als Brillengläser oft angenehmer sein als Zylindergläser (Javal, Pflüger). Die einzelnen Hauptschnitte haben positive oder negative Brechkraft, je nachdem sie konkavkonvex oder konvexkonkav sind. Ein torisches Glas mit der Wirkung des einfachen Zylinders bezeichnet man als einfaches torisches Glas (in dem Hauptmeridian, der der Zylinderachse entspricht, sind die Krümmungsradien der konvexen und der konkaven Fläche gleich, der andere Hauptmeridian ist lichtsammelnd oder lichtzerstreuend); ein torisches Glas mit der Wirkung einer sphärisch-zylindrischen Linse heißt sphärisch-torisches Glas (es kann positiv, negativ oder gemischt sein). Torische Gläser sind erheblich teurer als zylindrische.

Eine sphärisch-zylindrische Linse wirkt (unter der Voraussetzung daß sie sehr dünn ist) wie ein einfaches astigmatisches System (s. S. 37 ff.), nur liegen die Knotenpunkte der Hauptschnitte in der Linse selbst und die vorderen Hauptbrennweiten sind gleich den hinteren.

Mit der Kombination eines sphärischen und zylindrischen Konvexglases kann man in sehr einfacher Weise den Strahlengang bei einem lichtsammelnden astigmatischen System anschaulich machen. Man bohrt in ein Pappstück von der Größe und Form einer Linse des Brillenkastens 9 Löcher in quadratischer Anordnung und hält es mit einer sphärisch-zylindrischen Kombination, beispielsweise sph + 5,0 ⊂ cyl + 3,0 A hor, in etwa 6 m Abstand von einer hellen Flamme (im Dunkelzimmer) dicht vor ein weißes Blatt als auffangenden Schirm; man kann die durch die Löcher gehenden dünnen Strahlenbündel gewissermaßen als dicke Lichtstrahlen betrachten und das auf dem Schirm entstehende Beleuchtungsbild der Flamme beobachten, während man das Blatt immer weiter von den Gläsern abrückt. Das Beleuchtungsbild entspricht ganz den Querschnitten der Fig. B auf Tafel I und der Beschreibung auf S. 45 ff.; liegt der Schirm in der ersten hinteren Hauptbrennebene, also 12,5 cm von den Gläsern[1] (Brechkraft des vertikalen Hauptmeridians = 5 + 3 = 8 D, also Brennweite 12,5 cm), so bilden die drei vertikalen Strahlenbüschel drei horizontal nebeneinander liegende Lichtpunkte, die den Punkten 1 $Q_1$3 der Figur entsprechen (nimmt man das Pappstück von den Gläsern weg, so sieht man die ganze horizontale Brennlinie); in der zweiten hinteren Hauptbrennebene, 20 cm hinter den Gläsern (Brechkraft des horizontalen Hauptmeridians 5 D), sieht man die 3 vertikal angeordneten Vereinigungspunkte AQ_2C der ursprünglich horizontalen und in der ersten Brennlinie sich kreuzenden Strahlenbüschel (verdeckt man die oberste

[1] Bei dem großen Abstand der Flamme können wir diese als (etwas groben) leuchtenden Punkt und die ihr zugeordneten Brennlinien als mit den Hauptbrennlinien des Systems zusammenfallend betrachten.

horizontale Reihe der Papplöcher, so verschwindet der unterste Lichtpunkt auf dem Schirm; nimmt man das Pappstück weg, so erscheint die ganze vertikale Brennlinie); an dem Ort der Brennstrecke, wo man 9 quadratisch (wie die Papplöcher) angeordnete Beleuchtungspunkte sieht, liegt der Brennkreis, bei Wegnahme der Pappe sieht man ein kreisförmiges Beleuchtungsbild (Zerstreuungskreis) der Flamme.

C. Untersuchung von Brillengläsern.

Die einfachste und sicherste Methode, die Art und Stärke eines Brillenglases optisch genau zu bestimmen, beruht auf folgenden Thatsachen:

1. Durch ein prismatisches Glas gesehene Gegenstände erscheinen nach der Prismenkante zu verschoben (s. S. 59).

2. Sehen wir exzentrisch durch ein sphärisches Konvex- oder Konkavglas, so erleiden die Gegenstände eine prismatische Ablenkung, und zwar bei Konvexgläsern nach dem Rand, bei Konkavgläsern nach der Mitte der Linse hin.

Halten wir z. B. ein Konvexglas mit seiner oberen Hälfte vor das Auge, so wird der Achsenstrahl eines oberhalb der Linsenmitte durch das Glas in die Pupille eindringenden Strahlenbündels so gebrochen, wie wenn er durch ein Prisma mit Kante oben gegangen wäre, denn die Tangentialebenen seiner Schnittpunkte mit den Linsenflächen bilden ein Prisma mit der Kante nach oben, und zwar ist der Kantenwinkel dieses Prismas umso größer, je näher dem Linsenrande der Strahl durchgeht; die Verschiebung eines Gegenstandes erscheint daher umso größer, je näher dem Rand man durchsieht. Bewegt man das Glas vor dem Auge auf und ab, so machen die Gegenstände eine der Glasbewegung entgegengesetzte („gegenläufige“) Scheinbewegung.

Ein Konkavglas dagegen lenkt ein exzentrisch durchgehendes Strahlenbündel im Sinne eines Prismas ab, dessen Kante der Linsenmitte zu liegt, also durch die obere Hälfte eines Konkavglases erscheinen die Gegenstände nach unten verschoben, also in derselben Richtung, in der das Glas selbst vor dem Auge verschoben ist. Auch hier ist die prismatische Ablenkung um so größer, je näher dem Linsenrand man durchsieht. Bewegt man ein Konkavglas auf und ab oder hin und her, so bewegen sich die Gegenstände in gleicher Richtung („gleichsinnig“).

Die Deutlichkeit der Scheinbewegung wächst mit dem Abstand des Glases vom Auge und mit der Brechkraft des Glases; bei Konvexgläsern ist durch ihre Brennweite eine Grenze für den Abstand gegeben, da bei noch größerem Abstand umgekehrte Bilder zwischen Linse und Auge entstehen (die sich gleichsinnig mit der Linse bewegen).

3. Rollt man ein Zylinderglas vor dem Auge um die optische Achse hin und her, so machen gerade Linien Scheindrehungen, und zwar drehen sich Linien, die rechtwinklig zu

einander liegen, entgegengesetzt, so daß ein rechter Winkel (Fensterkreuz, Bilderrahmen u. s. w.) mit den Drehungen des Glases bald spitzer bald stumpfer erscheint, er erscheint nur dann genau rechtwinklig, wenn seine Schenkel in die Hauptmeridianebenen der Linse fallen. Die Scheindrehungen sind umso deutlicher, je weiter man das Glas vom Auge abrückt (bei starken Konvexzylindern erscheinen bei zu großem Abstand vom Auge umgekehrte Bilder, die sich doppelt so schnell drehen als das Glas). Auf die Erklärung dieser Erscheinungen kann hier nicht eingegangen werden.

Auf Grund dieser Thatsachen ist die Untersuchung eines Brillenglases sehr einfach:

Man bewegt zuerst das Glas vor dem Auge hin und her, sowie auf und ab; treten dabei keine Scheinbewegungen auf, so ist das Glas weder sphärisch noch zylindrisch, es kann höchstens noch prismatisch sein; ist es prismatisch, so erscheinen die Gegenstände verschoben, die Richtung der Verschiebung zeigt, wo die Kante liegt (bei den geradlinigen Glasbewegungen ändert sich die prismatische Ablenkung nicht, bei Rollungen dagegen geht sie immer mit der Kante; die Gegenstände bleiben dabei stets ihrer wirklichen Lage parallel, sie machen keine Winkeldrehungen). Will man die Kantenlage genau festellen, so dreht man das Glas, während man nach zwei rechtwinklig zueinander liegenden Linien sieht, bis die eine dieser Linien nicht mehr durch das Prisma gebrochen erscheint (indem sie genau in sich selbst verschoben wird, vgl. S. 60), dann liegt die Kante genau rechtwinklig zu dieser Linie. Zur Bestimmung des Kantenwinkels sucht man das Prisma des Brillenkastens, das, mit entgegengesetzter Kantenlage an das Glas gelegt, auch die andere (parallel zur Kante liegende) Linie fortlaufend erscheinen läßt.

Erfolgen bei den Glasbewegungen Scheinbewegungen der Gegenstände, so prüft man zunächst, ob durch Rollung um die optische Achse auch Scheindrehungen gerader Linien (Größenschwankungen rechter Winkel) bewirkt werden; ist dies nicht der Fall, so sind Zylinderflächen ausgeschlossen. Bei gleichsinnigen Scheinbewegungen liegt ein Konkavglas vor, man sucht dann das Konvexglas des Brillenkastens, das an das Brillenglas gelegt die Scheinbewegungen zum Verschwinden bringt (oder wenigstens am geringsten erscheinen läßt, falls kein genau ausgleichendes Glas gefunden wird); der positiven Brechkraft dieses Konvexglases entspricht die negative Brechkraft des Brillenglases.

Ganz entsprechend sucht man das ausgleichende Konkavglas, wenn die Scheinbewegung „gegenläufig“ ist, also ein Konvexglas vorliegt.

Erfolgen bei der Rollung des Glases Scheindrehungen (Winkelschwankungen), so enthält das Glas eine zylindrische (oder torische) Fläche. Man hält nun das Glas zunächst so, daß vertikale und horizontale Linien genau vertikal und horizontal erscheinen (also die Hauptmeridiane des Glases horizontal und vertikal liegen), und bewegt das Glas vertikal und horizontal; finden nur bei einer, z. B. bei vertikaler, Bewegungsrichtung Scheinbewegungen statt, bei horizontaler Bewegung nicht, so ist der horizontale Meridian die Achse eines einfachen Zylinderglases; die Brechkraft des vertikalen Meridians wird dann mit einem sphärischen oder zylindrischen Glas (mit horizontaler Achse) durch vertikale Bewegungen genau so bestimmt, wie die Brechkraft eines sphärischen Glases. Treten bei vertikaler und horizontaler Glasbewegung Scheinbewegungen auf, so sind beide Hauptmeridiane gekrümmt, und es wird die Brechkraft jedes Hauptmeridianes für sich bestimmt.

Sind beide Hauptmeridiane positiv oder beide negativ, so haben wir eine sphärisch-zylindrische Linse, deren sphärische Fläche die Brechkraft des schwächeren Meridians hat, und deren zylindrische Fläche dem Unterschied der Brechkraft beider Hauptmeridiane entspricht; ist ein Hauptmeridian positiv, der andere negativ, so liegt eine bizylindrische Linse vor, oder eine ihr gleichwertige sphärisch-zylindrische Linse (s. S. 69).

Will man sich überzeugen, ob mit einem sphärischen oder zylindrischen Glas noch ein Prisma kombiniert ist, so hält man es mit dem vertikalen Meridian (der Halbierungslinie des Glases) genau vor eine vertikale Linie (da Prismen in der Regel mit der Kante nach außen oder innen verordet werden); erscheint die Linie durch das Glas verschoben (nicht in einer Flucht fortlaufend), so enthält das Glas ein Prisma mit der Kante nach der Seite der Ablenkung.

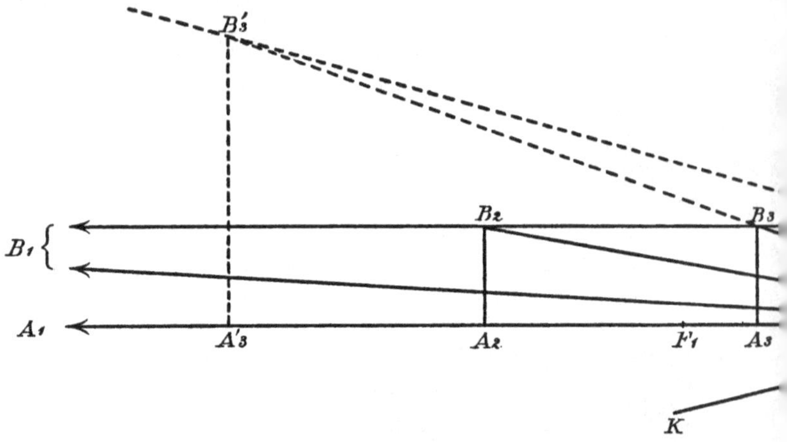

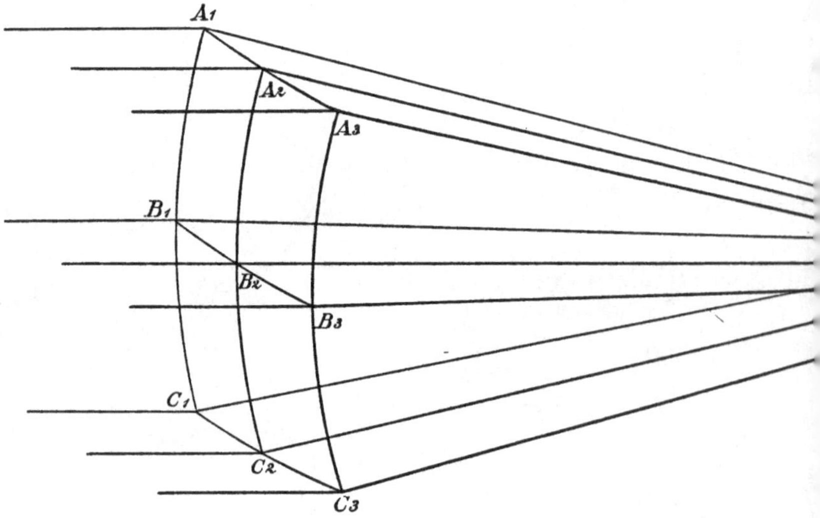

Verlag

Fig. A.

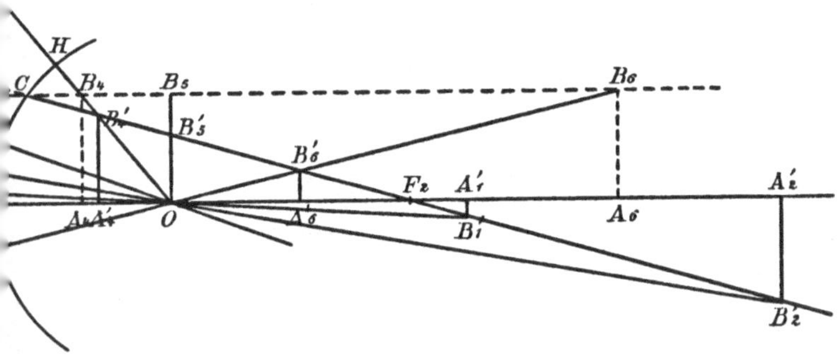

Fig. B.

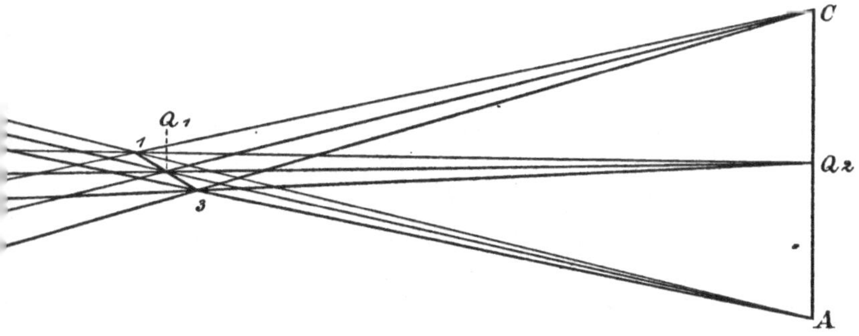

p. Leipzig.

Lith. Anst. v. F. A. Funke Leipzig.

FSC
www.fsc.org
MIX
Papier | Fördert
gute Waldnutzung
FSC® C083411

Kolibri 360 GmbH
Ferdinand-Jühlke-Straße 7
99095 Erfurt, Deutschland
produktsicherheit@kolibri360.de